Schluß mit Erkältungen

Manfred Backhaus

Schluß mit Erkältungen

Wetterfest und winterfit durch die Heilkraft der Natur

BECHTERMÜNZ

Lizenzausgabe für den Bechtermünz Verlag, GmbH
Eltville am Rhein, 1993
ISBN 3 86047 046 9

Inhalt

EINLEITUNG

Wir alle haben es schon mehrfach in unserem Leben mit Infektionskrankheiten zu tun gehabt, wie Schnupfen, Husten und Halsschmerzen mit all ihren lästigen und unangenehmen Begleiterscheinungen. Besonders im Herbst und im Winter zwingen solcherlei Infektionen viele Menschen zur Bettruhe, zumindest aber zu Einschränkungen in ihrer gewohnten Lebensweise.

Andererseits kennen wir alle aber auch Menschen, die, obwohl sie genau den gleichen klimatischen Bedingungen ausgesetzt sind, fast nie erkranken oder nur stets eine leichte Form der »Erkältung« durchmachen müssen. Haben diese Leute nur immer Glück, werden sie nicht von krank machenden Bakterien oder Viren heimgesucht? Nein, daran kann es nicht liegen! Diese Krankheitserreger sind allgegenwärtig, und niemand entgeht ihnen. Warum aber werden dann diese Menschen nicht krank, während sich andere fast ständig mit einer verschnupften Nase oder einem entzündeten Hals abplagen müssen? Die Antwort ist einfach. Sie haben in ihrem Körper genügend Widerstands- und Abwehrkräfte gegen die Eindringlinge gebildet.

»Da haben wir eben Pech gehabt. Daran kann man wohl nichts ändern«, werden nun vielleicht viele »erkältungsgeplagte« Menschen sagen. Dabei sollten wir es aber nicht bewenden lassen.

Gewiß werden manche Menschen mit einer »stärkeren Konstitution« geboren als andere, aber entscheidend ist meist unsere eigene Lebensweise, und die läßt sich allemal ändern. Jeder von uns kann etwas dazu tun, um seine Abwehrkräfte zu steigern und gesund zu bleiben. Wie dies möglich ist, möchte ich Ihnen in diesem Buch verraten.

WIE KOMMT ES ZU ERKÄLTUNGEN UND INFEKTIONEN?

Hören wir das Wort »Erkältung«, so denkt jeder von uns daran, die Ursache dieser Störung unserer Körperfunktionen in einer übermäßigen Kälte zu suchen, der unser Körper ausgesetzt wurde. Doch das ist falsch. Ein gesunder Mensch kann, wie verschiedene Versuche gezeigt haben, ohne weiteres auch über längere Zeit größere Kälte ertragen, ohne daß dadurch sein körperliches Wohlbefinden beeinträchtigt wird.

Auch haben Forscher festgestellt, daß bei bereits infizierten Menschen, die sich in einem Raum mit Kühlschranktemperatur aufhielten, der Krankheitsverlauf nicht schlimmer war als bei infizierten Menschen, die normaler Raumtemperatur ausgesetzt waren. Besonders »trockene Kälte« kann einem gesunden Menschen, der vernünftig gekleidet ist, nichts anhaben.

Andererseits können warme Kleidung und warme Räume, wie jeder wohl schon erfahren mußte, keineswegs vor dem Ausbruch einer Erkrankung schützen. Im Gegenteil: Überwärmte Räume und dicke, luftundurchlässige Kleidung können diese sogar fördern.

Wir sollten also Abstand nehmen von der Vorstellung, daß eine »Erkältung« ihre Ursache immer in übermäßiger Kälte hat. Die wirkliche Ursache liegt dagegen in unzureichenden Abwehrkräften unseres Körpers gegen die Krankheitserreger. Somit besteht der wirksamste Schutz gegen die Infektionen auch nicht darin, den Körper vor Kälte und anderen Unbilden des Wetters zu bewahren, sondern die körpereigenen Abwehrkräfte nach Möglichkeit zu stärken.

Was sind Abwehrkräfte und wie wirken sie?

Das Abwehrsystem unseres Körpers können wir in zwei verschiedene Bereiche einteilen:
Den ersten Bereich nennen wir den *spezifischen Bereich.* Er ist dafür zuständig, daß bestimmte Krankheitserreger auf eine spezifische, das heißt ganz bestimmte Weise durch eigene hierfür gebildete Antikörper bekämpft werden. Wenn etwa ein bestimmter Typ Grippeviren in den Körper eindringt, bekommt eine bestimmte Art der weißen Blutkörperchen, die *Lymphozyten,* die Information, wie sie sich gegen diese Viren zur Wehr setzen können.
Sie geben diese Information an andere, rasch neu gebildete Lymphozyten weiter, die immer dann, wenn solche Viren auftreten, zur Abwehr derselben in Marsch gesetzt werden. Diesen Vorgang macht man sich zum Beispiel bei der Schutzimpfung zunutze. Dabei werden Erreger extra in den Körper eingespritzt, damit die Lymphozyten sie kennenlernen können. Überfallen diese Erreger dann später den Körper, werden sie von den Abwehrkräften gleich erkannt und unschädlich gemacht.
Das Abwehrsystem des Menschen funktioniert erst etwa ein halbes Jahr nach seiner Geburt aus eigener Kraft. Im ersten halben Jahr reichen die von der Mutter übernommenen Abwehrkräfte aus. In der Übergangsphase kommt es oft zu Erkrankungen, da die körpereigenen Abwehrkräfte noch nicht genügend Erreger kennengelernt haben. Dieses Kennenlernen von Eindringlingen dauert meist 1 – 2 Wochen. Dann erst fängt der Körper an, seine spezifischen Abwehrkräfte einzusetzen, und der Abwehrkampf, der sich als Krankheit oft mit Fieber verbunden äußert, beginnt.
Damit jedoch der Körper nicht allen neuen Erregern schutzlos ausgeliefert ist, gibt es neben diesem spezifischen, das heißt auf bestimmte Erreger hin ausgebildeten Abwehrsystem noch ein anderes, ein *»unspezifisches Abwehrsystem«.* Dieses System bekämpft nicht nur einen ganz bestimmten Erreger, sondern richtet sich gegen alle krank machenden Bakterien und Viren.
Das ist nicht nur bei einem kleinen Kind wichtig, sondern bei Menschen jeden Alters, wenn man bedenkt, daß es zum Beispiel ständig neue Arten von Grippeerregern gibt, daß viele Viren, um den Ab-

wehrpolizisten des Körpers zu entgehen, ständig ihre Gestalt ändern, sich tarnen. Gäbe es da nicht das unspezifische Abwehrsystem, könnten sie, da sie unerkannt in den Körper eindringen, ständig Schaden anrichten.

Zu unserem Glück ist dieses unspezifische Abwehrsystem aber dauernd einsatzbereit. Wir müssen nur unseren Teil dazu tun, um es kräftig und einsatzfähig zu halten.

Wie funktioniert nun diese unspezifische Abwehr? Wichtigste Bestandteile dieses Systems sind bestimmte Arten von weißen Blutkörperchen, die sogenannten »Freßzellen« *(Makrophagen),* die die eingedrungenen Erreger umschließen und in ihr Zellinneres aufnehmen, wo sie dann aufgelöst, sozusagen »verdaut« werden. Daneben gibt es aber noch eine Anzahl weiterer körpereigener Abwehrzellen, die ich Ihnen aber hier nicht alle aufzählen möchte.

Worauf es also ankommt, ist, daß wir unser Abwehrsystem, das spezifische und das unspezifische, stärken, und auf der anderen Seite verhindern, daß es ständig geschwächt wird. Die Stärkung geschieht auf zweierlei Weise: 1. wir regen die Abwehrzellen zur Aktivität an, 2. wir führen ihnen möglichst viele Stoffe zu, die sie nötig haben, um volle Leistung zu bringen. Eine Schwächung der Abwehrkräfte können wir vermeiden, indem wir eine vernünftige Lebensweise und eine vernünftige Ernährungsweise anstreben.

Weil heute aber gerade in diesem Punkt so viel gesündigt wird, wollen wir gleich mit einer Aufzählung unserer Alltags- und Ernährungssünden beginnen.

Es ist vor allem nötig, daß wir unserem Körper keine zusätzlichen Giftstoffe zuführen. Daher sollten Sie vermeiden, Lebensmittel zu essen, die mit künstlichen Stoffen produziert, haltbar gemacht oder einfach nur »geschönt« wurden, wie es in der Sprache der Lebensmittelvergifter heißt.

Ebenso vorteilhaft wäre es, wenn wir uns bemühten, nur landwirtschaftliche Produkte zu verzehren, die nicht auf künstlich gedüngtem Boden gewachsen sind und nicht aus chemisch vorbehandeltem Saatgut gezogen wurden. Natürlich sollte auch nur Fleisch von Tieren gekauft werden, die nicht mit chemischen Präparaten aufgezogen worden sind.

Solche Produkte gibt es in Reformhäusern, in Naturkostläden, manchmal auch in den Reformhausabteilungen von Drogerien und Supermärkten. Sicherlich sind die meisten dieser Produkte teurer, nicht weil die Produzenten mehr Gewinn machen, sondern weil sie nur in geringerer Menge produziert werden. Die Haltbarkeit von natürlichen Lebensmitteln ist in der Regel geringer als die von chemisch behandelten, so daß keine größeren Mengen gelagert werden können.

Wenn wir jedoch mit berechnen, welche Kosten wir sparen, wenn wir weniger oft krank sind, lohnt sich der Kauf solcher Lebensmittel auch in finanzieller Hinsicht. Hinzu kommt, daß solche »vollwertigen« Nahrungsmittel auch wesentlich schneller sättigen, so daß wir davon weniger verbrauchen und auf diese Weise wieder Geld einsparen können.

Was schwächt die Abwehrkräfte?

Genuß- und Umweltgifte

Eine Schwächung der Abwehrkräfte können wir am besten vermeiden, indem wir unserem Körper möglichst wenig Giftstoffe zumuten. Vielleicht wundern Sie sich, daß ich nicht von völliger Giftfreiheit spreche. Das wäre zwar wünschenswert, ist aber nicht möglich. Luft, Wasser und Boden sind heute mit Schadstoffen aller Art so überlastet, daß jeder gezwungenermaßen mit der Atemluft und der Nahrung Giftstoffe aufnimmt.

Dazu gehören vor allem die giftigen Schwermetalle, wie Blei, Cadmium und Quecksilber, die unser Immunsystem, unsere körpereigene Abwehr, in hohem Maße belasten. Sie werden durch den Autoverkehr, die Heizungs- und Industrieanlagen und vor allem durch die chemische Industrie in die Luft und die Gewässer gebracht. Und zwar auch bei ganz normalem Betrieb und nicht nur bei den Katastrophen, von denen wir immer häufiger aufgeschreckt werden. Über Luft und Wasser gelangen die Giftstoffe in den Boden und damit in die Nahrungskette, an deren Ende der Mensch steht. Hinzu kommt noch die Belastung durch radioaktive Stoffe, die beim Betrieb der Atomkraftwerke frei werden.

Zur Erhaltung unserer Gesundheit sind natürlich auch die sogenannten Genußmittel zu meiden. Dazu zählen vor allem Nikotin, Kaffee, Alkohol und Tee. Die in ihnen enthaltenen Gifte schwächen auf Dauer unser Immunsystem. Dazu kommt beim Rauchen die direkte Schädigung der Atmungsorgane und deren Schleimhäute, die, wenn sie nicht mehr richtig funktionieren, einen idealen Nährboden für eindringende Erreger bilden.
Auch Alkohol stellt in jeder Form einen Giftstoff dar, und zwar um so mehr, je höher die Dosis ist. Von daher ist Alkohol auch wenig geeignet, unseren »Erkältungskrankheiten« vorzubeugen. Wer seine beginnende Infektion mit einem Grog etwa »ersäufen« will, hat zwar eine hübsche Ausrede für seinen Wunsch nach Alkohol bereit, einen dauernden Erfolg wird er jedoch kaum damit haben.
Warnen möchte ich auch vor Kaffee und schwarzem Tee. Beide enthalten ebenso wie die schon bei Kindern so beliebten Colagetränke den Giftstoff Koffein. Dieses Gift trägt dazu bei, daß die Nieren wesentlich mehr Mineralstoffe und Vitamine als gewöhnlich aus dem Körper ausscheiden. Mineralstoffe und Vitamine sind jedoch äußerst wichtig, um die körpereigene Abwehr in Gang zu halten. Dazu kommt noch die schädliche Reizwirkung auf Nerven und Magen.

Schädliche Arzneimittel

Zu den Giften, die viele Menschen zu sich nehmen, gehören auch die zahlreichen chemisch hergestellten Arzneimittel, die immer bedenkenloser konsumiert werden. Statt nach den Ursachen für bestehende Beschwerden zu fragen und diese an der Wurzel zu packen, greifen die meisten Menschen wahllos zu Schmerzmitteln, Schlaftabletten und Antidepressiva (Glückspillen), sehr zur Freude der pharmazeutischen Industrie und ebensosehr zum Nachteil für die eigene Gesundheit.
Mit diesen Mitteln vergiften die Konsumenten ihren Körper nur noch mehr, beseitigen jedoch niemals die Ursachen ihrer Beschwerden. Ähnliches gilt für die oft leichtfertig eingenommenen Mittel gegen »Erkältungskrankheiten« und »Grippe«. Diese können im besten Falle vorübergehend die Symptome lindern, aber auf längere

Sicht hin schwächen sie die Abwehrkräfte zusätzlich und helfen, der nächsten Erkrankung Tür und Tor zu öffnen.
Auf diese eher schädliche Wirkung vieler sogenannter Grippemittel hat unter anderem auch die unabhängige Zeitschrift »Test« der Stiftung Warentest (Heft 12/1986) hingewiesen. Den meisten auf dem Markt befindlichen chemischen Grippepräparaten wird bescheinigt, daß sie nicht helfen.
Viele enthalten stark giftige Bestandteile, wie Chinin oder die sogenannten Antihistamine. Manchmal werden verschiedene Stoffe kombiniert, obwohl auch einer schon die gleiche Wirkung hätte. Zuweilen enthalten solche Mittel sogar Giftstoffe, deren Heilwirkungen sich gegenseitig aufheben, zum Beispiel schleimlösende und schleimverfestigende Bestandteile.
All diese Giftstoffe summieren sich aber in Ihrem Körper und schwächen letztlich Ihre Abwehrkraft. Damit schließt sich der Teufelskreis, denn die nächste Erkältung oder der nächste Infekt sind damit schon vorprogrammiert. Aber auch schwerere Krankheiten wie Rheuma oder Migräne sind oft die Folge dieser »Medikamentenvergiftung«. In meinen Büchern über die naturheilkundliche Behandlung von Rheuma oder Kopfschmerz und Migräne (erschienen im Autis-Verlag, Seibersbach) habe ich mich mit dieser Problematik ausführlich beschäftigt und Heilungsmöglichkeiten aufgezeigt. Wo also japanische oder russische Ärzte längst auf natürliche Heilmittel wie Knoblauch schwören, vergiften sich bei uns viele Menschen immer noch mit Grippemitteln, weil sie oder ihre Ärzte allzu leichtgläubig der Werbung der Arzneimittelhersteller vertrauen.
Daß wir nicht nur unseren eigenen Körper, sondern auch die Körper unserer Mitmenschen vor Giften bewahren sollten, wo immer das möglich ist, versteht sich für einen verantwortungsbewußten Menschen von selbst. Damit spreche ich nicht nur die Raucher an, sondern auch diejenigen, die bedenkenlos ungefilterte Mengen von Blei und anderen Giften aus den Auspuffen ihrer Kraftfahrzeuge auf ihre Mitmenschen loslassen. Gerade Blei kann nämlich die Wirkung der körpereigenen Abwehrkräfte in bedeutendem Maße einschränken.

Falsche Ernährung

»Eure Nahrung sei Arznei, eure Arznei Nahrung«. Dieses Wort von Pfarrer Kneipp, einem der Väter der natürlichen Heilkunde, zeigt bereits dessen Erkenntnis von der überragenden Bedeutung der Ernährung für unsere Gesundheit, eine Erkenntnis, die seitdem tausendfach wissenschaftlich erhärtet wurde.
Ein großer Teil unserer sogenannten »Zivilisationskrankheiten«, wie die Herz- und Kreislauferkrankungen, viele Magen- und Darmerkrankungen oder Rheuma zutreffend genannt werden, ist Folge falscher Ernährungsweise. Zumindest aber ist ihre Entstehung durch Fehlernährung mitbedingt. Auch die Schwächung der körpereigenen Abwehrkräfte und damit die Anfälligkeit gegenüber Infektionskrankheiten sind sehr oft eine Folge unvernünftiger und unzweckmäßiger Ernährung.
Viele der Stoffe, die wir mit den Nahrungsmitteln unserem Körper zuführen, haben die schädliche Eigenschaft, lebenswichtige Stoffe, wie z. B. Vitamine zu zerstören. Das ist insbesondere gerade deshalb gefährlich, weil wir andererseits nicht genügend Nahrungsmittel zu uns nehmen, die reich an Vitaminen und Mineralstoffen sind.
Die Gründe für die falsche Ernährungsweise liegen einmal im sogenannten Wohlstand unserer Gesellschaft, der bewirkt, daß sich viele Menschen einfach zuviel des Guten (das oft gar nicht so gut ist) leisten können. Zum anderen haben sich die Arbeitsbedingungen in den letzten 30 Jahren drastisch geändert, ohne daß Lebensweise und Ernährung sich dem angepaßt haben. Die meisten von uns müssen heute sitzende Tätigkeiten verrichten, aber gegessen wird, als ob sie den ganzen Tag über harte körperliche Arbeit zu leisten hätten. Nach den Hungerjahren des Krieges und der Nachkriegszeit, als wieder alle Nahrungsmittel erhältlich waren, hat die Fehlentwicklung begonnen.
Es ist gerade so, als ob man alles nachholen wollte, was man vorher versäumen mußte. So sind in den letzten 25 Jahren der Verbrauch an Fetten um über 70 %, der Verbrauch an Fleisch um 50 % und der Verbrauch des Vitaminkillers Zucker gar um 140 % *gestiegen*. Im Gegensatz dazu *sank* der Konsum an gesunden Kartoffeln, an Getreide und Hülsenfrüchten um etwa 50 %.

Ein weiterer Grund für diese verhängnisvolle Entwicklung liegt sicherlich auch in der mangelnden Information über die richtige Ernährung. Oder sogar in bewußter und gezielter Falschinformation, denn die Hersteller gesundheitsschädlicher Produkte stecken ungehindert Millionen von Mark in die Werbung, um den Käufer zu überzeugen, daß ihre Produkte gesund und nützlich seien. Die Erzeuger gesunder Produkte, wie verantwortungsbewußte Bauern und Betreiber biologisch-dynamisch geführter Höfe, haben dagegen keine oder nur geringe Mittel für aufwendige Werbung zur Verfügung.
Ein gutes Unterscheidungsmerkmal zwischen einer Nahrung, die dem Körper zuträglich ist, und einer Nahrung, die ihm eher schadet, ist die Feststellung, ob es sich um ein naturbelassenes, vollwertiges Lebensmittel handelt oder um ein industriell hergestelltes, seiner natürlichen Bestandteile beraubtes Nahrungsmittel (von Lebensmittel möchte ich in diesem Zusammenhang gar nicht mehr sprechen). Wer sich hauptsächlich von natürlicher Vollwertkost ernährt, kann sicher sein, daß seinem Körper genügend Vitalstoffe, also Vitamine, Mineralien, Spurenelemente, Aminosäuren und Enzyme, zugeführt werden, die ihn bei guter Gesundheit halten.
Zwischen diesen beiden Extremen – »naturbelassene« und »industriell gefertigte« Nahrungsmittel – gibt es mancherlei Zwischenstufen, bei denen nur ein Teil der Vitalstoffe zerstört worden ist. Der bekannte Ernährungsforscher Professor Kollath hat ein System dieser Stufen fortwährender Denaturierung der Nahrungsmittel aufgestellt, das ich Ihnen im folgenden am Beispiel von Obst und Gemüse erläutern möchte:

- 1. Stufe: Das Obst und das Gemüse sind frisch geerntet. In diesem Zustand sind sie am gesündesten.
- 2. Stufe: Das Obst und das Gemüse sind zerkleinert. Durch das Schneiden, Hobeln, Raspeln usw. werden die Zellen bereits teilweise zerstört. Doch bleiben die Vitalstoffe noch voll erhalten.
- 3. Stufe: Die Nahrungsmittel haben eine fermentive Veränderung erfahren, sind also in Gärung übergegangen, ohne daß künstliche Stoffe zugesetzt wurden. Dazu gehört etwa das Sauerkraut. Die Vitalstoffe sind noch voll erhalten, beim Sauerkraut haben sich sogar durch die Milchsäuregärung neue Vitamine gebildet.

- 4. Stufe: Die Nahrungsmittel wurden gekocht oder gebraten. Beim Erhitzen werden die Wirkstoffe weitgehend zerstört, und zwar um so mehr, je länger die Lebensmittel erhitzt wurden. So würde ich Ihnen dringend empfehlen, alles Gemüse, sofern Sie es nicht roh verzehren möchten oder können, nur kurz zu erhitzen. Es sollte immer noch »Biß« haben. Auch sollte man die Gemüsebrühe möglichst weiterverwenden, denn im Kochwasser sind die wasserlöslichen Vitamine zum Teil noch erhalten.

  Das in Deutschland weit verbreitete »Weichkochen« von Gemüsen, womöglich noch in einer weißen Mehlschwitze aus Auszugsmehl, sollte unterbleiben, wenn man noch etwas von den wertvollen Vitalstoffen des Gemüses retten möchte. (Nebenbei gesagt: Auch die arttypischen Geschmacksstoffe der meisten Gemüsesorten bleiben bei kurzem Erhitzen besser erhalten.) Hilfreich bei dieser gesunden Art zu kochen sind gut schließende Töpfe, bei denen man wenig Wasser, Fett und nur eine kurze Kochzeit benötigt. Solche Töpfe, meist aus Edelstahl gefertigt, sind seit einiger Zeit auch zu erschwinglichen Preisen im Handel.
- 5. Stufe: Völlig wertlos, oft sogar schädlich, ist die industrielle Verarbeitung des Gemüses (und anderer Lebensmittel). Dazu gehört vor allem das Konservieren in Dosen oder Gläsern unter Hinzufügen von chemischen Mitteln zur Erhöhung der Haltbarkeit, von Kochsalz und anderen schädlichen Stoffen, wie Geschmacksverstärkern oder Farbstoffen. Nicht alles, was vom Lebensmittelgesetzgeber erlaubt ist, ist unschädlich für unsere Gesundheit. Ein solcherart zerstörtes Gemüse oder Obst wird leider nicht nur in vielen Kantinen oder Gaststätten angeboten, sondern auch in vielen Privathaushalten verwendet. Hier wird an der falschen Stelle gespart.

Wenn Sie sich richtig ernähren wollen, sollten Sie also Gemüse, Obst und andere Lebensmittel möglichst nur im naturbelassenen Zustand verzehren. Wenn Sie es besonders gut mit Ihrem Körper meinen, sollten Sie beim Einkauf auch darauf achten, Waren zu erstehen, die nicht bereits vom Erzeuger chemisch vergiftet worden sind, etwa durch künstliche Düngung der Felder, durch den Einsatz von Unkraut- und Insektenvertilgungsmitteln, durch die Fütterung des Viehs mit Hormonen und Arzneimitteln oder gar durch eine radio-

Herpes, Akne, Furunkolose, Gallenentzündungen, Übergewicht, Rheuma, Arthritis, Arthrosen, Wirbelsäulenschädigungen und sogar Krebs. Besonders erwähnenswert ist in diesem Zusammenhang auch die Tatsache, daß die Viren der gefürchteten Virusgrippe in Schweinelungen übersommern.
Wenn Schweinefleisch auch das mit Abstand »giftigste« Fleisch auf unserem Speisezettel ist, so sind natürlich auch andere Fleischsorten nicht ganz frei von Giftstoffen. Dies gilt insbesondere für das Kalbfleisch und Fleisch von Geflügel aus der Massentierhaltung. Auch hier wird die Mast mit Chemiepräparaten und Antibiotika gefördert und unterstützt. Lediglich bei völlig oder fast freilebenden Tieren, wie zum Beispiel Schafen, Ziegen, Rot- und Schwarzwild, sind weniger Giftstoffe vorhanden, da sie sich weitgehend dem menschlichen Zugriff entziehen. Das gleiche gilt natürlich auch für Geflügel, das artgerecht in Freilandhaltung aufwächst. Nur solches Fleisch – wenn überhaupt – ist für unseren Speiseplan geeignet.
Wer alle die hier genannten Grundpfeiler einer gesunden Ernährung – nämlich keinen Industriezucker, keine Auszugsmehle, keine raffinierten Öle und Fette, möglichst keine industriell gefertigten Nahrungsmittel – beachtet und zudem seinen Fleischkonsum, besonders den von Schweinefleisch einschränkt, kann einigermaßen sichergehen, daß er seine Abwehrkräfte geschützt und zugleich durch die Zufuhr von Vitalstoffen so gestärkt hat, daß Bakterien und Viren seinem Körper nur wenig anhaben können.

Falsche Lebensweise

Unsere Zeit hat eine weitgehende Wandlung der Lebensweise der Menschen mit sich gebracht, die man als eine immer weiter voranschreitende Abkehr von einer natürlichen Lebensweise beschreiben könnte. Aus dem Menschen, der sich einst hauptsächlich im Freien bewegte, ist ein Stubenhocker geworden. Aus einem Leben, das dem Rhythmus der Natur angepaßt war, ist ein Leben unter dem Diktat der Uhr geworden, die Sommer wie Winter immer gleich abläuft. Aus der natürlichen Abfolge von Arbeitszeit und Ruhezeit ist eine Folge von Arbeitsstreß und Freizeithetze geworden. Diese Abkehr von natürlichen Lebensweisen hat auch ihren Teil dazu beigetragen, daß wir, trotz mancher medizinischer Erfolge, immer anfälliger für Erkrankungen geworden sind. Schauen wir uns daher einmal genauer an, welche Verstöße gegen die natürliche Lebensweise viele von uns im täglichen Leben begehen, bevor wir wieder zur natürlichen Lebensweise und damit zu uns selbst zurückfinden können.

Bewegungsmangel

Die Zahl der sitzenden Tätigkeiten in der Arbeitswelt nimmt ständig zu. In immer größerem Maße wird Handarbeit durch Maschinenarbeit und durch die Arbeit am Bildschirm und Computer abgelöst. Der Weg zur täglichen Arbeit wird sitzend im Auto zurückgelegt, der Feierabend vielfach sitzend vor dem Fernsehschirm verbracht. Dies alles führt zu Bewegungsmangel, dessen negative Folgen für unsere Gesundheit dann durch eine unvernünftige Ernährung noch verstärkt werden. Zu wenig Bewegung führt zu unzureichender Durchblutung des Körpers, die Entsorgung von Giftstoffen unterbleibt, dem ganzen Kreislaufsystem fehlt es an notwendigem Training.

Der Sauerstoffmangel

Eng mit dem Bewegungsmangel verknüpft ist ein zunehmend verbreiteter Sauerstoffmangel, denn die obengenannten sitzenden Tätigkeiten werden fast ausschließlich in geschlossenen Räumen durchgeführt, oft sogar bei künstlicher »Belüftung« mittels Klimaanlage. Da viele Menschen auch in ihrer Freizeit frische Luft zu scheuen scheinen wie der Teufel das Weihwasser, leiden sie unter Sauerstoffmangel und fehlender Abhärtung. Dies wiederum begünstigt die Entstehung von Infektionskrankheiten in hohem Maße.

Mangel an Sonnenlicht

Man hat festgestellt, daß die Zahl der Infektionskrankheiten gegen Ende des Winters ansteigt. Dies ist aber nicht auf die Kälte im Winter zurückzuführen, sondern darauf, daß die Abwehrkräfte erschöpft sind. Eine Ursache dafür ist, daß wir zu diesem Zeitpunkt mehrere Monate mit geringer Sonnenscheindauer hinter uns haben, denn das Sonnenlicht spielt bei der Aufbereitung bestimmter Vitamine, vor allem des Vitamin D, eine wichtige Rolle. Deshalb sollten Sie gerade im Winter jede Gelegenheit nutzen, an die Luft zu gehen, wenn die Sonne scheint. Auch kann ein häufiger Aufenthalt in der Sonne vor dem einsetzenden Winter einen gewissen Vorrat an Vitaminen schaffen, der dann nicht so schnell erschöpft ist. (Damit ist natürlich nicht das hautschädigende stundenlange »Braten« in glühender Sommersonne gemeint!)

Hetze und Streß

Unser heutiges Leben ist von einem vorher nie gekannten Streß begleitet. Dieser hat nicht nur die Zahl der Herz- und Kreislauferkrankungen mit tödlichem Ausgang beträchtlich in die Höhe schnellen lassen, auch die Möglichkeiten des Körpers, mit den Infektionskrankheiten fertig zu werden, sind dadurch stark beeinträchtigt. Zunehmender Zeitdruck im Beruf, ständige Belastungen durch ungeklärte Probleme, die Lärmbelästigungen in unserer Umwelt, die Reizüberflutung durch die Medien und das Wohnen in dichtbesiedelten Großstädten sind nur einige der Streßfaktoren, die unsere Gesundheit belasten. Einen besonderen Streßfaktor stellt auch das Autofahren dar, da es ständige Aufmerksamkeit erfordert und oft noch zusätzlichen Ärger und Zeitdruck mit sich bringt.

Bei jeder Streßsituation werden Hormone ausgeschüttet, der Körper in eine Art Alarm- und Fluchtbereitschaft versetzt, und dabei werden Vitalstoffe verbraucht. Wer nicht abschalten kann, wer sich selbst in der Freizeit noch Streß durch laute Musik, aufregende Filme und Sportereignisse verschafft, muß sich nicht wundern, wenn sein gestreßter Körper sich nicht mehr erholen kann und die Schutz-

mechanismen gegen die eindringenden Erreger nicht mehr funktionieren.
Streß ist also einer der wesentlichen Krankmacher unserer Zeit, da er tief in unseren Organismus eingreift und gesunde Stoffwechselvorgänge gefährlich stören kann. Ein Anti-Streß-Training finden Sie im ECON Ratgeber »Lebensfreude trotz Leistungsdruck« von Gerhard Leibold (ETB 20208).

Falsche Behandlung von Krankheiten

Als Naturheilkundler gehen wir davon aus, daß der menschliche Körper eine Einheit darstellt, bei der jeder Teil mit dem anderen in ständiger Verbindung und in stetem Austausch steht. So verstehen wir eine Krankheit auch niemals nur als eine Störung, die nur einen bestimmten Körperteil befallen hat, sondern immer auch als eine Störung im ganzen Organismus und zugleich als einen Versuch des Körpers, mit dieser Störung fertig zu werden.
Der Mensch ist kein Automobil, das man dadurch repariert, daß man ein beschädigtes Teil gegen ein Ersatzteil austauscht, wie es manchmal den Anschein hat, wenn man von Organtransplantationen liest. Aber selbst hierbei sehen wir, daß der Körper nicht so ohne weiteres bereit ist, ein »Ersatzteil« aufzunehmen, sondern es häufig wieder abstößt.
Jede Krankheit muß also nicht punktuell, sondern vom ganzen Körper her verstanden und behandelt werden. Bei Infektionskrankheiten heißt dies, daß es nicht genügt, ja sogar falsch ist, wenn man ein Mittel einnimmt, das nur auf die Krankheitssymptome an einer bestimmten Stelle, etwa auf eine entzündete Nasenschleimhaut, wirkt, aber den Zusammenhang der Entzündung mit den übrigen Körpervorgängen nicht berücksichtigt. Es müssen statt dessen immer die körpereigenen Abwehrkräfte gestärkt werden, will man eine Krankheit wirklich in den Griff bekommen.
Hat man sich dies einmal klargemacht, wird man auch nicht eine Krankheit bekämpfen wollen, indem man mit einem Großeinsatz von chemischen Giften die Bakterien an einer bestimmten Körperstelle auszurotten versucht, da man weiß, daß sie in kurzer Zeit

bestimmt wiederkommen. Statt dessen muß man versuchen, den Körper in seiner Abwehrarbeit zu unterstützen, indem man zum einen den Bakterien und Viren ihren Nährboden entzieht, zum anderen aber auch die körpereigenen Abwehrkräfte zu stärken versucht. Auch sollte man gar nicht probieren, den Körper ganz frei von Bakterien zu halten. Die meisten von ihnen sind nützliche Gäste, die man bei dem chemischen Großeinsatz gleich mitvernichtet. Aber selbst die Bakterien, die Krankheiten verursachen können, haben damit nur Erfolg, wenn sie einen geschwächten Körper oder bereits geschädigte Körperteile, wie z. B. eine durch chemische Mittel gereizte Schleimhaut, vorfinden.

Wer sich also chemische Mittel gegen Schnupfen in die Nase spritzt, wird vielleicht kurzzeitig Bakterien vernichten, eine Abschwellung der Nasenschleimhäute und damit ein freieres Atmen erreichen, doch sein Schnupfen wird davon keineswegs geheilt. Nach einigen Stunden treten die Beschwerden erneut auf, vielfach dann verstärkt und von Nebenwirkungen begleitet.

Die Schwellung der Nasenschleimhäute, die durch diese Mittel künstlich verringert wird, dient ja auch dazu, daß Giftstoffe schneller ausgeschieden werden können und Bakterien vernichtet und abgebaut werden. Sie ist ein Anzeichen dafür, daß die körpereigenen Abwehrkräfte einen Kampf gegen unerwünschte Eindringlinge führen. Stört man diesen Abwehrkampf durch chemische Präparate, können die Eindringlinge bald darauf ungehindert ihr Werk fortsetzen. Zudem zerstören diese Mittel oft die normale Bakterienflora der Schleimhäute und machen diese dann nur noch empfänglicher für das Eindringen neuer Krankheitskeime.

Das gleiche gilt auch für die Behandlung des Fiebers. Fieber ist nichts anderes als ein Zeichen dafür, daß der Selbstheilungsprozeß des Körpers in Gang gekommen ist. In der Naturheilkunde bekämpft man diesen natürlichen Vorgang nicht, sondern unterstützt ihn durch Anwendungen von Wickeln und Umschlägen.

Ein gewaltsames Herunterdrücken des Fiebers durch chemische Präparate hat zur Folge, daß die Krankheit nicht ausgeheilt wird, die Abwehrzellen sich nicht genügend auf ihre Gegner einstellen können und sie ihnen dann beim nächsten Angriff ungeschützt ausgeliefert sind. Oft werden dabei auch noch andere Körperteile in Mitleidenschaft gezogen. So kann eine nicht richtig ausgeheilte, sondern gewaltsam unterdrückte Grippe zu einem Rückfall führen, der dann Rheuma oder Herzschädigungen mit sich bringt. Die Anwendung der chemischen Präparate schwächt außerdem die körpereigenen Abwehrkräfte noch dadurch, daß sie zu einer zusätzlichen Vergiftung des Körpers beiträgt. Sie sollten also nicht dem Arzt vertrauen, der Sie durch hochdosierte Mittel in kurzer Zeit scheinbar gesund werden läßt, aber im besten Fall nur kurzzeitig und ohne Rücksicht auf die Folgen beschwerdefrei macht. Vertrauen Sie dem Arzt oder Heilpraktiker, der geduldig und verantwortungsbewußt versucht, die natürlichen Abwehrkräfte Ihres Körpers zu stärken, der Ihnen natürliche Heilmittel verordnet, wie z. B. auch alte Hausmittel, statt teurer chemischer Präparate. Diese haben bei der Therapie von Erkältungskrankheiten nichts zu suchen, es sei denn, es läge eine Notfallsituation mit hohem Fieber von mehr als 40° C vor. Ist mal eine solche Notfallmaßnahme unumgänglich, sollten Sie danach mit Hilfe des Arztes wieder für eine baldige und natürliche Entgiftung Ihres Körpers sorgen.

Das »System der großen Abwehr«

Da diese Betrachtungsweise unserer Krankheiten vielen von Ihnen sicherlich noch wenig vertraut ist, möchte ich Sie zur Verdeutlichung noch mit der Lehre vom »System der großen Abwehrkräfte« vertraut machen, wie es Dr. Reckeweg genannt hat. Er und viele andere naturheilkundlichen Therapeuten haben erkannt, daß eine Krankheit im Grunde genommen nichts Böses darstellt, sondern immer ein Zeichen dafür ist, daß der Körper Abwehrmaßnahmen ergreift.
Wenn Giftstoffe in den Körper eindringen, so bildet dieser selbst ähnliche Stoffe, die dann dafür sorgen, daß die Giftstoffe aus dem Körper ausgeschieden, unschädlich gemacht und abgelagert werden. So ist es auf Dauer gesehen immer falsch, ein Gift durch ein Gegengift zu bekämpfen, da dies zu einer weiteren Belastung des Körpers führt. Auf solchen Erkenntnissen beruht auch das Heilverfahren der Homöopathie, das ich Ihnen gegen Ende dieses Buches noch erläutern möchte.

SO BEUGEN SIE WIRKSAM VOR

Der gesunde Tagesablauf

Den Infektionskrankheiten vorzubeugen, heißt eigentlich nichts anderes, als gesund zu leben, Fehler in der Lebensweise zu vermeiden und Ernährungssünden zu unterlassen. Dabei reicht es natürlich nicht aus, ab und zu mal auf einen Giftstoff zu verzichten und hin und wieder mal etwas Gesundes zu sich zu nehmen. Statt dessen muß jeder, der gesund bleiben oder werden will, seinen gesamten Tagesablauf vom Aufstehen bis zum Schlafengehen neu überdenken.

Jetzt werden Sie vielleicht stöhnen und fürchten, daß zahlreiche Zwänge auf Sie zukommen und sogar schon resigniert das Buch aus den Händen legen. Aber keine Angst, es ist alles recht einfach. Man muß sich nur einmal klar darüber werden, wodurch man seinen Körper bisher geschädigt hat und wie man ihm fortan Gutes tun kann. Das ist ganz etwas anderes, als das zwanghafte Aufstellen von Regeln und Geboten oder das ständige Kalorienzählen und Aufstellen von Essensplänen, wodurch sich manche Menschen in guter Absicht die Freude an einer gesunden Ernährung selbst vergällen. Wo gesundes Leben zum Zwang wird, wo man sich eingeengt fühlt zwischen Regeln und Verboten, ist dies Leben nicht mehr gesund, weil einem dann das Allerwichtigste fehlt, nämlich die Freude am Leben. Und ohne Freude gibt es auf Dauer keine Gesundheit.

Es kommt im Grunde genommen nur darauf an, sich ein paar Gewohnheiten wieder abzugewöhnen und ein wenig mehr auf den eigenen Körper und dessen Sprache zu lauschen. Dabei werden Sie selbst entdecken, was Ihnen guttut. Und alles, was Ihnen vielleicht anfänglich als Zwang erschien, wird binnen kurzer Zeit zu einer

Selbstverständlichkeit, der Sie gerne nachkommen. Wenn das einmal aus diesem oder jenen Grund nicht geht, dann werden Sie erstaunt feststellen, daß Ihnen etwas fehlt und Sie sich deshalb einfach nicht so recht wohlfühlen.

Der Tagesbeginn – Gymnastik weckt die Lebensgeister

Das gesunde Leben beginnt gleich nach dem Erwachen. Schon beim Aufstehen gilt es, den Körper so richtig in Schwung zu bringen. Schauen Sie mal den Tieren zu, wie sie sich nach dem Schlaf erheben, beispielsweise einem Hund. Er streckt erst mal tüchtig den Körper, und auch Ihnen möchte ich empfehlen, sich beim Aufstehen erst mal gründlich zu recken und zu strecken.

Am besten, Sie beginnen den Tagesablauf dann gleich mit ein paar lockeren Gymnastikübungen, die die Muskeln und Sehnen wieder beweglich werden lassen und den Kreislauf in Schwung bringen. Diese Übungen sollten Sie zu jeder Jahreszeit bei offenem Fenster durchführen, damit auch gleich genügend Sauerstoff dem Blut zugeführt werden kann. Es kommt dabei beileibe nicht auf Leistung und Ausdauer an, denn nur die Lockerung ist unser Ziel.

Armkreisen, Rumpfbeugen und Rumpfkreisen, Kreisen des Kopfes, ein paar Bewegungsübungen für Schulterblätter und Hals sind solch einfache Lockerungsübungen, die man gleich nach dem Aufstehen etwa 5–10 Minuten durchführen sollte.

Armkreisen

Stellen Sie sich vor das geöffnete Fenster mit leicht gespreizten Beinen, der Grundstellung unserer Lockerungsübungen, strecken Sie die Arme in die Höhe und lassen dann die Arme ein paarmal abwechselnd links und rechts am Körper vorbeikreisen, ohne den Oberkörper viel mitzubewegen.

Rumpfkreisen

Dazu nehmen Sie wieder die Grundstellung ein. Beide Arme werden in die Höhe gestreckt. Arme und Oberkörper nach hinten und dann nach vorne kreisen lassen, mal links herum, mal rechts herum. Der Kopf sollte sich dabei immer zwischen den gestreckten Armen befinden.

Rumpfbeugen

Sie nehmen wieder die Grundstellung ein und strecken wie bei der vorangehenden Übung die Arme in die Höhe. Dann beugen Sie Arme und Oberkörper nach vorne und versuchen, bei fast gestreckten Knien mit den Fingerspitzen den Boden zu berühren. Danach wird der Körper wieder aufgerichtet, und ein erneutes Vorbeugen folgt. Sie werden bei dieser Übung sehr schnell Erfolg verspüren, weil Sie sich von Mal zu Mal weiter hinabbeugen können.

Schulterübung

In der Grundstellung werden die Schultern mehrmals angehoben und wieder fallen gelassen. Ebenso ist ein Schulterkreisen vorwärts und rückwärts möglich.
Wichtig ist, daß bei allen Übungen regelmäßig durchgeatmet wird, damit die Lungen mit Sauerstoff vollgepumpt werden. Bei den gymnastischen Übungen sollten Sie eine locker sitzende, nicht beengende Kleidung aus Naturfaser tragen, oder, wenn es warm genug ist, ganz auf die Kleidung verzichten.

Trockenbürsten bringt das Blut in Schwung

Nach der Gymnastik könnte in Ihrem Tagesprogramm das Trockenbürsten stehen. Hierzu benötigen Sie eine Hautbürste mit langem Stiel, mit der Sie auch jede Stelle am Rücken erreichen können. Zur Not tut es jedoch auch ein Frotteetuch.
Beim Bürsten wird zunächst der rechte Arm, dann das rechte Bein, dann der linke Arm und das linke Bein immer in Richtung zum Herzen hin gebürstet, bis sich die Haut leicht rötet und ein Wärmegefühl eintritt. Danach führen Sie kreisförmige Bewegungen auf dem Bauch aus. Die Brust und der Rücken werden stets von innen nach außen gebürstet.
Durch das Bürsten werden die Hautfunktion angeregt, das Blut und

der Kreislauf in Schwung gebracht, und die Giftstoffe, die sich in der Nacht angesammelt haben, werden schneller abgeleitet. Nach dem Trockenbürsten sollten Sie Ihre Haut einölen, am besten mit einem dünnflüssigen Öl auf pflanzlicher Basis oder mit einem ameisensäurehaltigen Körper- und Hauttonikum. Das erfrischt und härtet ab.
Noch ein Rat: Führen Sie das Trockenbürsten nie am Abend durch, denn es regt den Körper so an, daß es zu einem unruhigen Schlaf führen würde. Achten Sie bitte auch darauf, daß es sich um ein »Trocken«bürsten handelt, denn viele Leute, die sich eine Hautbürste angeschafft haben, machen den Fehler, die nach dem Waschen oder Baden noch feuchte Haut zu bürsten.

Kneippsche Anwendungen – Wasser bringt Lebenskraft

Anstelle des Trockenbürstens können auch Kaltwasseranwendungen nach der Methode von Pfarrer Kneipp erfolgen. Nahezu jedem von Ihnen dürfte der Name des schwäbischen Pfarrers Sebastian Kneipp ein Begriff sein, der vor mehr als hundert Jahren seine heilsamen Methoden zur Gesunderhaltung des Körpers entdeckt und entwikkelt hat, die heute immer mehr Anerkennung und Verbreitung finden. Mit dem Namen Kneipp sind untrennbar die Wasserbehandlungen verbunden, deren Nutzen er einst bei sich selbst erforschte.
Als er, mitten in den Vorbereitungen für sein geistliches Amt, von einer schweren Lungentuberkulose befallen war, unterzog er sich einer Reihe von Kaltwasserbehandlungen, unter deren Einfluß er schließlich ganz genas und sein Lebenswerk noch viele Jahrzehnte bei bester Gesundheit vollbringen konnte.
Mittelpunkt aller Kneippschen Anwendungen ist die Hydrotherapie, die Wasserbehandlung. Entscheidend dabei ist der vom Wasser ausgeübte Reiz auf die Haut. Dabei bedient man sich der Fähigkeit des Wassers, relativ rasch Wärme und Kälte aufzunehmen und wieder abzugeben.
Wasser kann die Wärme und die Kälte wesentlich schneller an die Haut weitergeben als die Luft. Das kann jeder von uns leicht feststellen: Luft von etwa 21° C wird von uns weder als besonders kalt,

noch als besonders warm empfunden. In ihr können wir uns längere Zeit aufhalten. Wer sich jedoch im Wasser bei gleicher Temperatur über eine längere Zeit aufhält, wird bald anfangen zu frösteln. Umgekehrt kann man seinen Körper in der Sauna bei niedriger Luftfeuchtigkeit Temperaturen von nahezu 100° C aussetzen, ohne Schaden zu nehmen. Ein Bad bei dieser Temperatur wäre natürlich tödlich.

Die Temperaturreize, die bei der Wassertherapie auf die Haut einwirken, haben günstige Wirkungen auf die Tätigkeit des Kreislaufs und stärken vor allem die Abwehrkräfte. Dabei ist es falsch, zu denken, daß kalte Reize von kurzer Dauer zu Erkältungen führen. Im Gegenteil: Sie haben sogar eine äußerst heilsame Wirkung.

Die einfachsten Kaltwasseranwendungen stellen die sogenannten Kneippschen Güsse dar. Je nach Anwendungsgebiet unterscheiden wir zwischen Knieguß, Schenkelguß, Unterguß, Rückenguß, Vollguß, Armguß, Brustguß, Oberguß, Kopfguß, Augenguß, Ohrenguß. Alle diese Güsse erfolgen nach bestimmten Regeln, die hier nicht alle aufgeführt werden können. Es ist jedoch im Buchhandel eine ganze Reihe von Lehrbüchern für Kneippsche Wassertherapie erhältlich, denen Sie nähere Informationen entnehmen können. Wir wollen uns hier auf die Darstellung der einfachsten Formen beschränken.

Zuerst müssen Sie sich eine Grundregel einprägen: Alle Kaltwasseranwendungen sollten nur dann durchgeführt werden, wenn der Körper gut vorgewärmt ist. So z. B. unmittelbar nach dem Aufstehen als Folge der Bettwärme. Andernfalls muß der Körper mit heißem Wasser vorgewärmt werden.

Die Dauer der erwähnten Güsse läßt sich nicht in Sekunden festlegen. Es gilt, daß ein Guß so lange ausgeführt wird, bis eine Wirkung auf der Haut zu spüren ist, ein Wärmegefühl oder eine sichtbare Reizung der Haut. Das dauert etwa 5–10 Sekunden. Die Anwendungen können in der Badewanne durchgeführt werden. In der Wanne sollte ein Rost oder ein anderer Gegenstand vorhanden sein, der verhindert, daß man im kalten Wasser stehen muß.

Zum Begießen benutzt man am besten einen Wasserschlauch mit einem Durchmesser von 1–2 Zentimetern. Zur Not kann man auch den Duschschlauch benutzen, von dem man den Duschkopf ab-

schraubt. Der Druck des Wassers soll so eingestellt werden, daß beim senkrechten Halten des Schlauchs nach oben das Wasser etwa fingerdick gerade herausquillt.
Das Ende des Schlauchs wird ähnlich wie ein Federhalter zwischen die Finger genommen, so daß das Wasser schräg auf die Haut auftrifft. Das Schlauchende sollte dabei etwa 1 Handbreit vom Körper entfernt sein. Das Wasser soll gleichmäßig auf die Haut auftreffen, ohne zu spritzen, so daß es die Haut nahezu umhüllt. Während des Gusses sollte man möglichst entspannt sein und ruhig durchatmen. Nach dem Guß soll die Haut nicht abgetrocknet werden, sondern Sie sollten lediglich das Wasser mit der Hand abstreifen.
Beim *Knieguß* werden nicht nur die Knie kurz begossen, sondern beide Unterschenkel bis oberhalb der Kniescheibe bzw. der Kniekehle. Die Oberbekleidung kann anbehalten werden, damit der Körper nicht auskühlt.
Nun beginnt man mit dem Guß *an der Außenseite des rechten Fußrückens,* also immer an der Stelle, die dem Herzen am entferntesten liegt, damit es zu keinen Schockreaktionen infolge des kalten Wassers kommt. Vom *Fußrücken* aus geht man nun mit dem Wasserstrahl *an der Außenseite der Wade entlang bis hoch zu den Kniekehlen.*
An der Kniekehle, die ja besonders reich an Verästelungen von Gefäßen und Nerven ist, sollten Sie etwa 5–10 Sekunden verharren, bis Sie eine Reaktion verspüren. Der Schlauch darf dabei nur leicht hin- und herbewegt werden.
Dann führen Sie den Strahl *an die Innenfläche des rechten Unterschenkels und wieder zum Fuß hinab.* Genauso verfahren Sie nun mit der linken Seite: *Vom Fußrücken, an der Außenseite hoch zur Kniekehle,* dort ein wenig verharren. Jetzt aber geht man wieder zum *rechten Unterschenkel* über, führt den Strahl *zur Kniekehle hoch,* wartet, und geht zur *linken Kniekehle hoch,* wartet und führt den Strahl erst jetzt zurück *zum linken Fuß.* Nun drehen Sie sich um und verfahren dementsprechend *an der Vorderseite der Beine.* Halten Sie auch hier an der Kniescheibe einige Sekunden inne.
Beim *Schenkelguß* werden beide Beine und das Gesäß begossen. Er wird nach folgendem Schema durchgeführt: rechter Fußrücken, rechte Wade und Rückfläche des Oberschenkels, Gesäß, Innenseite

Die richtige Einstellung zum Tag

Positiv denken hilft positiv lenken

Wir alle kennen das Gefühl, mit dem »falschen Fuß zuerst aufgestanden zu sein«. Was wir auch anfangen, es scheint zu mißlingen. Natürlich liegt es nicht am Aufstehen selbst, sondern vielleicht daran, daß wir schlecht geschlafen haben, uns Träume geplagt haben, weil die Ereignisse des vorherigen Tages noch nicht bewältigt sind, oder uns schon die Angst vor dem gerade begonnenen Tag plagt. Nun möchten wir uns am liebsten wieder hinlegen und die Bettdecke über den Kopf ziehen. Besonders, wenn es dann draußen noch dunkel ist oder Stürme brausen und der Regen gegen das Fenster klatscht.

Wer sich mit solch einer Haltung mühsam aus dem Bett quält, als »Morgenmuffel« am Frühstückstisch erscheint, dem wird auch am Tag manches schieflaufen, und er wird am Abend sagen: »Siehst du, ich hab' schon beim Aufstehen gewußt, daß heute alles schiefgeht.« In Wirklichkeit hat er selbst durch seine negative Einstellung und sein Verhalten alles dazu getan, daß der Tag für ihn schlecht abläuft.

Aber das muß nicht so sein. Wir sollten stets entspannt ins Bett gehen (darüber ab Seite 77 mehr) und bereits beim Aufwachen beginnen, uns auf den Tag zu freuen. Fast jeder Tag bietet uns Schönes und weniger Schönes. Es kommt aber stets auf die Einstellung an, sich auf das Schöne zu freuen oder das weniger Schöne zu fürchten. Davon hängt es dann auch weitgehend ab, ob wir am Tag eher das Angenehme oder das Unangenehme erleben und wahrnehmen. Sagen Sie sich also beim Aufstehen, daß Ihnen ein guter Tag bevorsteht, daß das, was Sie anfangen wollen, gelingen wird, daß es eine Freude ist, zu leben, und sie werden dies auch so empfinden.

Hetze schwächt die Abwehr

Wer sich auf einen schönen Tag einstellen möchte, sollte ihn auch nicht mit großer Hetze beginnen. Viele Zeitgenossen bringen es ja fertig, jeden Tag in allerletzter Minute aufzustehen, anstatt mit Ruhe und langsam. Dann geht's schnell unter die Dusche, wobei sie nichts mehr von dem angenehmen Körperreiz des herabrieselnden Wassers spüren. Es folgen ein hastiges Zusammensuchen der Kleider und ein ebenso eiliges Anziehen oder eine routinemäßige Kosmetik, bei der man sich selbst nicht mehr in die Augen sieht. Vielleicht noch ein schneller Blick in die Morgenzeitung, ein hastiger Schluck Kaffee, und ab geht's in das morgendliche Getümmel. Entweder ein Hetzen zur Bahn oder ein Einreihen in die Schlange gestreßter, nervös fluchender Autofahrer.

Diesen Menschen bleibt keine Zeit, sich innerlich auf den Tag einzustellen, den Körper wirklich zu pflegen (was ja etwas anderes ist als das Behandeln mit Kosmetika und Deodorants) oder das Frühstück zu genießen. Die Folgen dieser Hetze bekommen viele dann bald zu spüren: Magengeschwüre, Kopfschmerzen, Erkältungsanfälligkeit.

Hetze schwächt die Abwehr. Und Ärger lähmt die Lebenskraft. Warum? Der Grund ist ganz einfach: Der in freier Natur aufwachsende Mensch kannte Streß nur infolge einer Gefahr für Leib und Leben. Trat eine solche ein, wurden alle im Körper vorhandenen Kräfte mobilisiert, um die Gefahr abzuwenden. In unserer heutigen Welt gerät der Mensch in einen Dauerstreß, als ob er sich dauernd bedrohenden Feinden gegenübersähe. Alle Körperfunktionen werden dann zu dem einzigen Zweck hin in Gang gesetzt, die Gefahr abzuwenden. Alle anderen Funktionen wie die Durchblutung, der Zellaufbau und auch die Immunabwehr verlaufen demgegenüber auf Sparflamme. Insofern wirkt sich jeder Streß also schwächend auf die körpereigene Infektionsabwehr aus. Krankheiten sind die Folge, und sie sind oft der letzte Versuch des Körpers, endlich zu der Ruhe zu gelangen, die man ihm vorher nicht gegönnt hat.

Wie aber können Sie diesen Morgenstreß vermeiden? Nun, es gibt einen einfachen Weg: Bereiten Sie sich gedanklich auf den kommenden Tag vor, und nehmen Sie sich ausreichend Zeit für eine ausgiebige Morgentoilette.

Am wichtigsten aber ist es, die Einstellung zum eigenen Leben zu überdenken. Wer nur an Leistung und Lohn denkt, für den Zeit Geld ist, aber Zeit für sich selbst Verschwendung, der wird seinem Körper und seiner Seele selten Gutes tun. Statt dessen tut Besinnung not, ein Einhalten, ein Sich-Freuen auf den Tag und jeden einzelnen Augenblick, eine positive Einstellung zum Leben.

Das heißt längst nicht, daß man die Widrigkeiten der Welt einfach ignorieren und hinnehmen soll, aber erst die positive Einstellung

zum Leben gibt uns die Kraft, auch an deren Verbesserung mitzuarbeiten. Tagesbeginn wie Tagesausgang sind die richtigen Zeitpunkte, ein wenig über diese Zusammenhänge nachzudenken, mal ein wenig in sich selbst und auf seine eigenen Bedürfnisse zu lauschen.
Wer sich eine positivere Einstellung zum Tag zulegt, wird auch nicht so leicht aus dem Gleichgewicht gebracht, wenn mal etwas schiefgeht. Er wird sich morgens nicht gleich über einen langsamen Autofahrer ärgern, oder sich von einem griesgrämigen Kollegen die Laune verderben lassen. Eine unverständliche Maßnahme des Chefs wird ihn nicht gleich auf die Palme bringen.
Das heißt nicht, daß man nun alles, was man als falsch erachtet, einfach hinnehmen sollte, aber die notwendige Kritik muß nicht mit Ärger verbunden sein, der letztlich immer Seele und Körper belastet. Hat man sich jedoch einmal geärgert, so ist es gesünder für den Körper, diesen Ärger auch abzureagieren, »herauszulassen«, statt ihn in sich »hineinzufressen«. Nur so kann der aufgestaute Streß auf natürliche Weise abgebaut werden, und die immunschwächenden Folgen dieses Stresses werden vermieden.

Der gesunde Arbeitsplatz

Die meisten von uns können sich die Luft, die sie am Arbeitsplatz einatmen müssen, nicht aussuchen. Nur wenige von uns sind in der glücklichen Lage, im Freien oder in gut gelüfteten Räumen arbeiten zu können. Im Gegenteil: An vielen Arbeitsplätzen herrscht staubige und stickige Luft, müssen gar chemische Reizstoffe eingeatmet werden. Chronische Infektionen der Luftwege als Folge des ständigen Reizes sind fast zwangsläufig das Ergebnis.
Eine nicht zu unterschätzende Gefahr für die Gesundheit der Schleimhäute bilden auch die sauberen modernen Bürohäuser, bei denen sich die Fenster nicht mehr öffnen lassen, weil vollautomatische Klimaanlagen eingebaut sind. Doch damit werden niemals die Qualität und Zusammensetzung der Frischluft erreicht. Es fehlt an Luftfeuchtigkeit und richtigem Luftzug, der in Maßen einen wohltuenden Reiz ausüben kann. Klimaanlagen »blasen« jedoch so stark, daß sie die Schleimhäute der Augen und Luftwege reizen und so die

Infektionsanfälligkeit erhöhen. Auch dies ist ein Beweis dafür, daß es sich bei Infektionskrankheiten nicht um »Erkältungen« im wörtlichen Sinn handelt, denn diese künstlich belüfteten Zimmer sind in der Regel gleichmäßig gut geheizt.

Wo es möglich ist, sollten am Arbeitsplatz (wie auch zu Hause) zumindest zeitweilig die Fenster geöffnet werden. Auch ein kurzer Durchzug ist empfehlenswert. Ist das nicht möglich, sollten Sie versuchen, in den Arbeitspausen mal an die »frische Luft« zu kommen.

Für Ihr eigenes Haus oder Ihr Auto würde ich Ihnen von der Anschaffung einer Klimaanlage dringend abraten.

Auch das *richtige Sitzen am Arbeitsplatz* hat eine Menge mit der Abwehr von Infektionen zu tun. Sitzt man vor einem ungeeigneten Tisch, kann das freie Durchatmen beeinträchtigt werden. Lockeres Sitzen auf geeigneten Stühlen und an Tischen, die nicht zu hoch und nicht zu niedrig sind, sollte angestrebt werden. Auf jeden Fall empfiehlt es sich, öfter mal aufzustehen, frei durchzuatmen und wenn möglich, hierbei das Fenster zu öffnen. Einige gymnastische Übungen und ein wenig Bewegung in den Pausen würde ich Ihnen ebenfalls empfehlen. Sofern es möglich ist, sollten Sie sich auch eine Arbeitsweise aneignen, bei der Streß vermieden wird.

Wenn erste Anzeichen einer Infektion zu spüren sind, kann Ihnen ein Tag Bettruhe im Endeffekt einige Tage schwerere Krankheit ersparen.

In diesem Zusammenhang möchte ich auch mal an die allseits bekannte Tatsache erinnern, daß Viren natürlich vor allem durch zwischenmenschlichen Kontakt übertragen werden. Damit ist natürlich noch lange nicht gesagt, daß bei jedem, der sich ansteckt, die »Grippeviren« auch tatsächlich über die Abwehrkräfte siegen. Dennoch empfiehlt es sich, beim Kontakt mit bereits erkrankten Menschen vorsichtig zu sein und körperliche Nähe einschließlich Händeschütteln zu meiden. Größeren Menschenansammlungen in Zeiten erhöhter Grippegefahr sollten Sie aus dem Weg gehen.

Eventuell ist sogar ein Durchzug zu schaffen, um den Austausch von frischer und verbrauchter Luft schneller zu bewerkstelligen.
Die Wohnräume sollten mindestens 20° C haben, wenn man sich längere Zeit darin sitzend aufhalten will. Ein gewisser Temperaturwechsel innerhalb der einzelnen Räume und des Flurs schaden nicht, denn die Temperaturreize regen den Körper auch zur Bildung von Abwehrkräften an. Nichts ist in dieser Hinsicht ungesünder als völlig gleichmäßig, künstlich temperierte Räume.
Wichtig ist, daß in der Wohnung ein »natürliches« Klima herrscht, also nicht eine gleichmäßige trockene Wärme, sondern es sollen auch Feuchtigkeit und Luftzug in gewissem Maße vorhanden sein. Viele moderne Wohnungen sind durch neue Techniken der Wärmedämmung völlig luftdicht geworden. Das ist zwar aus Energiespargründen wünschenswert, schafft aber ein ungesundes Klima. Zum Ausgleich muß man dann längere Zeit am Tag die Fenster öffnen und verschwendet daher fast so viel Energie, als wenn ein ständiger Luftzug durch nicht ganz so dicht schließende Fenster eindringt.
Ist das Zimmer zu trocken, weil bei eingeschalteter Zentralheizung zu viel Feuchtigkeit verlorengeht, ist es zu empfehlen, die Luft zu befeuchten. Dies gilt natürlich nicht für Küche, Bad und angrenzende Räume. Regelmäßiges Belüften der Wohnung über längere Zeit sorgt jedoch gerade auch im Herbst und Winter dafür, daß die Feuchtigkeit der Zimmerluft ausreicht.
Lassen Sie mich nach diesem kurzen Abstecher zum Raumklima in unserer Wohnung nochmals zum Abschluß unseres gesunden Tagesablaufs zurückkehren.

So liegen Sie richtig

Beachtung verdient bei unserer Betrachtung gesunder Schlafbedingungen natürlich auch die Nachtwäsche. Sie sollte luftdurchlässig sein und vor allem den Schweiß aufsaugen können. Dies setzt natürliche Stoffe voraus, Leinen oder Seide. Auch nackt zu schlafen, kann gesundheitsförderlich sein, wobei die Bettwäsche etwas häufiger zu wechseln ist. Die Bettüberzüge sind ja in der Regel aus Leinen und sollten keine Kunstfasern als Beimengung haben. Das Federbett darf nicht zu schwer sein und den Körper nicht belasten.
Die Matratzen stellen oft einen weiteren Streitfall im Familienleben

dar. Sind weiche oder harte Matratzen zu empfehlen? Auch hier ist das persönliche Wohlbefinden entscheidend. Wichtig ist, daß die Matratzen nicht durchgelegen sind und Kuhlen bilden. Sie sollten auf einem Rost liegen, nach Möglichkeit soll von unten Luft an die Matratze herankommen. Die Schlafhaltung ist Ergebnis jahrelanger, meist schon in der Kindheit erworbener Gewohnheiten und sollte nicht aus irgendwelchen theoretischen Erwägungen geändert werden. Wer jedoch ständig auf dem Rücken liegt und dadurch in seiner Atmung behindert ist, was sich durch Schnarchen äußert, kann vielleicht den Versuch unternehmen, seine Schlafhaltung zu ändern. Eine Seitenlage oder halbe Bauchlage unterstützen die Atmung und Aufnahme des Sauerstoffs besser.

Damit wird die Abwehr stark

Die Enzyme

Immer häufiger ist in Fachzeitschriften, in medizinischen und naturheilkundlichen Artikeln der Publikumszeitschriften von den Enzymen die Rede. Was sind Enzyme? Noch längst weiß die Forschung nicht alles über diese geheimnisvollen Stoffe. Aber was man weiß, genügt, ihre Wichtigkeit für unsere Körpervorgänge, gerade auch für das Abwehrsystem, zu erhärten.

Enzyme sind Stoffe, die von den lebenden Zellen im Körper selbst produziert werden, aber auch dem Körper mit der Nahrung zugeführt werden. Ihre Aufgabe ist die Steuerung aller Stoffwechselvorgänge im Körper. Ohne Enzyme gäbe es weder Wachstum, Verdauung oder Fortpflanzung. Ohne Enzyme gäbe es auch keine funktionierende körpereigene Infektionsabwehr.

Die Enzyme beteiligen sich an allen biochemisch ablaufenden Prozessen im Körper als sogenannte Katalysatoren, das heißt, sie beeinflussen die Vorgänge, halten sie in Gang, werden aber dabei selbst nicht verändert oder verbraucht.

Natürlich gibt es auch im tierischen und pflanzlichen Leben Enzyme. Wir können ihre Wirkungsweise z. B. bei der Fermentierung von

Nahrungsmitteln beobachten; bei der Herstellung von Sauerkraut oder Käse werden die biologischen Prozesse durch Enzyme gesteuert. Künstliche Enzyme werden auch den chemischen Waschmitteln zugesetzt.
Die Wirksamkeit der Enzyme im Körper kann jedoch abnehmen, wenn dem Körper Giftstoffe zugeführt werden. Besonders stark geschieht dies durch die Schwermetalle Blei, Cadmium und Quecksilber. Auf diese Weise kann durch Zerstörung von Enzymen die körpereigene Abwchr geschädigt werden. Umgekehrt hat man aber auch festgestellt, daß man dem Körper von außen Enzyme zuführen kann, die die Arbeit der sonst vom Körper produzierten Enzyme übernehmen. So gibt es eine Reihe enzymhaltiger Heilpflanzen, die sichtbar die Wundheilung unterstützen. Nicht zuletzt auf den Enzymen beruht die Wirkungsweise vieler Heilpflanzen, die bislang noch nicht erklärbar war. Was die Menschen über Jahrhunderte hinweg durch Erfahrung gelernt haben, konnte die Forschung hinsichtlich der Enzyme nun auch wissenschaftlich bestätigen.

Wie decke ich meinen Enzymbedarf?

Hier ist zunächst einmal die pflanzliche Ernährung zu nennen, die ich Ihnen empfohlen habe. Im Abschnitt über die Heilkräuter werde ich Ihnen weitere Pflanzen nennen, die unter anderem Enzyme besitzen, die die Abwehrkräfte des Körpers steigern helfen. Einen ganz wichtigen Enzymlieferanten stellen die Sprossen und Keime dar, ein Grund mehr für Sie, sich einen häuslichen »Sprossengarten« anzulegen.
Es gibt jedoch heute auch die Möglichkeit, wichtige Enzyme zu isolieren und gezielt als Heilmittel einzusetzen. So wurden Enzym-Kombinations-Präparate entwickelt, die sich als äußerst heilsam erwiesen haben, da sie die Heilkraft verschiedener Enzyme in sinnvoller Kombination addiert enthalten. Ihre Wirkung beruht meist darauf, daß die Enzyme die giftigen Stoffwechselschlacken aufspalten, so daß diese besser ausgeschieden werden können. So wird z. B. das Enzympräparat Wobenzym vor allem bei entzündlichen rheumatischen Erscheinungen angewandt, hilft jedoch auch bei der Therapie hartnäckiger Bronchialleiden, indem es dafür sorgt, daß sich die Bronchialsekrete verflüssigen und ausgeschieden werden und daß die

Bronchialschleimhäute abschwellen können. Um so mehr helfen geringere Gaben dieses Präparates zur Vorbeugung von Infekten.

Die Vitamine

Schon seit längerer Zeit wissen wir um die Bedeutung der meisten Vitamine für die Gesunderhaltung unseres Körpers. Deshalb haben sie auch den Namen »Vitamine«, das heißt Lebensstoffe, bekommen. Ein Mangel an bestimmten Vitaminen führt zu Erkrankungen des Organismus.

Das bekannteste Beispiel für eine Vitaminmangelkrankheit ist Skorbut. Bis zum 18. Jahrhundert waren viele Seeleute davon befallen. Nach einigen Wochen auf See ohne Frischkost begann das Zahnfleisch zu faulen, die Zähne fielen aus, und viele Seeleute starben an dieser Krankheit. Die Kranken konnten nur gerettet werden, wenn man rechtzeitig an Land ging und dort frische Früchte verzehrte. Erst der deutsche Weltreisende, Forscher und Schriftsteller Georg Forster aus Mainz, der die Südseeexpedition des Engländers James Cook begleitete, empfahl, Sauerkraut mitzunehmen. Durch das im Sauerkraut reichlich enthaltene Vitamin C verhinderte man, daß die Seeleute erkrankten.

Ein weiteres Beispiel eines Vitaminmangels ist die Beri-Beri-Krankheit, die auf einem Mangel an Vitamin B_1 beruht. Als man in unserer Zeit aus optischen Gründen und wegen der Haltbarkeit begonnen hat, den Reis zu schälen, erkrankten Tausende in Südostasien an Beri-Beri, da sie sich fast nur von Reis ernährten. Der Grund: Dem Reis wurde mit der Schale auch das lebenswichtige Vitamin B_1 genommen, für das sie keinen Ersatz in ihrer Nahrung hatten.

Heute ist bei uns jedem bekannt, daß mit Vitaminen auch den sogenannten »Erkältungskrankheiten« vorgebeugt werden kann. Dies haben sich die Nahrungsmittelindustrie und die pharmazeutische Industrie zunutze gemacht. So werden Multivitamin-Fruchtsaftgetränke hergestellt, die dann aber oft mit Zucker, dem Vitaminkiller Nummer 1, gesüßt sind. Die chemische Industrie stellt künstliche Vitamine in Multivitaminpräparaten her.

Bei eindeutigem Vitaminmangel oder Krankheit ist gegen die Ein-

nahme nichts einzuwenden, doch bei Dauereinnahme kann es zu Unverträglichkeitserscheinungen und Überdosierungen kommen. Außerdem ist nicht nachgewiesen, daß diese künstlich hergestellten Vitamine ebenso vom Körper aufgenommen werden wie die natürlichen. Besser ist es auf jeden Fall, sich die nötigen Vitamine mit der Nahrung zuzuführen.
Im folgenden möchte ich Sie einmal mit den wichtigsten Vitaminen, ihrer Wirkungsweise und den natürlichen Stoffen, in denen sie vorkommen, vertraut machen. Sie werden daraus leicht ersehen können, daß eine vollwertige Nahrung, wie ich sie Ihnen vorgestellt habe, in der Lage ist, Ihren Vitaminbedarf zu decken. In Zeiten erhöhten Vitaminbedarfs können Sie dann noch gezielt vitaminreiche Pflanzen zu sich nehmen.

Vitamin C

Wir gehen nicht alphabetisch vor, sondern stellen dieses Vitamin an den Anfang, denn es hilft am stärksten, den Infektionskrankheiten vorzubeugen. Im Anfangsstadium einer Infektion kann es den Ausbruch der Krankheit oft noch verhindern. Einem bereits von der Krankheit geschwächten Körper hilft es, sich zu regenerieren.
Das Vitamin C wird im menschlichen Körper nicht von selbst gebildet. Es muß also über die Nahrung zugeführt werden. Im Körper kann es jedoch nur kurzfristig gespeichert werden, vor allem in Hormondrüsen, der Bauchspeicheldrüse und in den Nieren. Braucht es der Körper, so wird es ans Blut abgegeben, solange der Vorrat reicht. Wie die Speicherung abläuft, ist noch nicht erforscht. Doch daß eine Speicherung vorgenommen wird, zeigt sich daran, daß die Mangelkrankheiten erst nach einigen Monaten auftreten. Wer 3 Monate kein neues Vitamin C aufgenommen hat, besitzt keine Abwehrkräfte mehr. Damit erklärt sich auch die oben geschilderte Skorbuterkrankung der Seefahrer früherer Zeiten.
Die Aufgaben des Vitamin C sind vielfältig. Es ist an der Atmungskette beteiligt, unterstützt den Transport der lebenswichtigen Spurenelemente Eisen und Kupfer und kann Gifte zerstören helfen.
Im Normalfall wird der tägliche Vitaminbedarf von 75–110 mg (Norm der Deutschen Gesellschaft für Ernährung) durch unsere Ernährung, besonders durch die vollwertige Ernährung gedeckt. Nur in

Zeiten, in denen der Körper bereits geschwächt ist oder eine Epidemie im Anzug ist, empfiehlt sich eine zusätzliche Zufuhr von Vitamin C. Auch schwangere Frauen haben einen erhöhten Vitamin-C-Bedarf, ebenso Raucher.
Vitamin C ist leicht zerstörbar. Etwa durch alkalische Substanzen, wie Soda oder Backpulver, aber vor allem durch Erhitzen. Da es wasserlöslich ist, wird es auch beim Kochen ausgeschwemmt. Ebenso wird eine Menge Vitamin C mit dem Urin wieder ausgeschieden.
Das Wissen um die Zerstörbarkeit von Vitamin C hilft uns, bei der Zubereitung der Speisen vorsichtig zu sein. Man sollte sie nicht zu lange kochen und das Kochwasser nicht wegschütten, sondern mitverwenden. Auch empfiehlt es sich, alle Gemüse, einschließlich der Kartoffeln, mit Schale zu kochen, da dann weniger Vitamin C ins Kochwasser austritt. Außerdem sind die Schalen vieler Obst- und Gemüsesorten besonders vitaminhaltig.
Die folgende Tabelle zeigt uns den Vitamin-C-Gehalt einiger Obst- und Gemüsesorten. Sie zeigt auch, daß wir nicht unbedingt auf exotische Früchte angewiesen sind, sondern den Vitamin-C-Gehalt auch durch europäische Früchte decken können. (Die Werte sind zusammengestellt nach: Das Ernährungsbuch, Lebensmittel und Gesundheit, hrsg. von der Katalyse e. V., Köln 1986.)

Auf 100 g entfallen in mg Vitamin C: (Tagesbedarf 75–110 mg)

Obst

Ananas	20	Heidelbeere	22
Apfel	3–25	Himbeere	25
Apfelsine	39–65	Holunderbeeren	18
Aprikosen	5–15	Holunderbeersaft	26
Avocado	13	Honigmelone	32
Banane	7–21	Johannisbeeren, rot	36
Birne	2–10	Johannisbeeren, schwarz	177
Brombeeren	17	Johannisbeersaft	6
Erdbeeren	64	Kirsche, süß	15
Grapefruit	44	Kiwi	30
Hagebutte	1 250	Mandarine	30
Hagebuttenmarmelade	10–140	Mango	39

Papaya	82	Steckrübe	33
Passionsfrucht	17	Zuchtchampignon	5
Pfirsich	10	Zwiebel	8
Pflaume	2–14	*Gemüse und Salat*	
Preiselbeere	12	Artischocke	7
Quitte	13	Aubergine	5
Sanddorn	450	Blumenkohl	70
Stachelbeere	35	Brokkoli	114
Vogelbeere (Eberesche)	98	Chicorée	10
Wassermelone	6	Chinakohl	36
Weintraube	4	Endiviensalat	9,4
Zitrone	53	Feldsalat	35
Wurzelgemüse		Gartenkresse	59
Bleichsellerie	7	Grünkohl	105
Kartoffel	17	Gurke	7,5
Knoblauch	14	Kopfsalat	13
Kohlrabi	63	Kürbis	9
Möhre	7	Löwenzahn	30
Pastinake	18	Mangold	39
Porree/Lauch	0,3	Paprika	139
Radieschen	29	Rosenkohl	114
Rettich	29	Rotkohl	50
Rhabarber	10	Sauerampfer	47
rote Bete	10	Spinat	52
Schwarzwurzel	4	Tomate	24
Sellerie	8	Weißkohl	45
Spargel	21	Wirsing	45

Was können wir dieser Tabelle entnehmen?
Viele Obstsorten verlieren beim Kochen oder Zubereiten zu Saft und Marmelade an Vitaminen (Ausnahme Holunder). Dasselbe gilt auch für die Gemüsesorten, ohne daß hier Vergleichswerte angegeben sind. Der Verlust ist um so größer, je höher die Temperatur beim Erhitzen ist und je länger die Gemüse gekocht werden. Vitamin-C-Verlust tritt auch bei der Lagerung auf. Deshalb sollen Obst und Gemüse möglichst erntefrisch verzehrt werden. Die beste Lagerungsmethode ist immer noch das sachkundige Einfrieren.

Die Tabelle zeigt uns aber auch den großen Wert der Rohkostgerichte. Oder hätten Sie gedacht, daß Sie mit einer Paprikaschote, mit 120 g rohem Blumenkohl oder einem Kohlrabi von etwa 120 g Ihren täglichen Vitamin-C-Bedarf decken können? Nicht die grünen Salate, sondern solche aus Rotkohl, Weißkohl, Tomaten und Paprika spenden uns das meiste Vitamin C. Einsame Spitzenreiter unter den Obstsorten und Beeren sind Hagebutte und Sanddorn, auch wenn diese große Vitaminverluste beim Kochen erleiden.
Zitrone und Apfelsine sind ganz passable Vitamin-C-Spender, aber sie bleiben hinter dem Paprika beträchtlich zurück. Frisch gepreßte Gemüsesäfte stellen die meisten Südfruchtsäfte klar in den Schatten.

Vitamin A

Das Vitamin A (chemisch »Retinol« genannt) findet man als solches nur in tierischen (und menschlichen) Organismen, nicht aber in den Pflanzen. Diese enthalten nur Vorstufen dazu, die erst in der Dünndarmschleimhaut des Menschen in Vitamin A verwandelt werden. Das wichtigste dieser Vorstufenvitamine ist das Beta-Carotin, das reichlich in Möhren enthalten ist und oft zum Rotbraunfärben von Speisen verwendet wird. Vitamin A ist wichtig für das Sehvermögen, besonders bei Nacht, zur Knochenbildung, aber auch zur Infektionsabwehr.
Da das Vitamin A fettlöslich ist, kann es nur vom Körper verwendet werden, wenn gleichzeitig mit den entsprechenden Früchten auch Fett verzehrt wird. Es wird empfohlen, etwa 1 mg der Vorvitamine am Tag zu sich zu nehmen.
Wichtige Vitamin-A-Spender sind: Möhren (Karotten), Kürbis, Chicorée, Paprika, Spinat, Grünkohl, aber auch Leber, Eigelb, Käse und Thunfisch.

Vitamin B_1

Dieses Vitamin, auch Thiamin genannt, wurde als erstes Vitamin entdeckt, es wird aus der Nahrung in den Körper aufgenommen und spielt eine große Rolle im Zellstoffwechsel. Das Thiamin hat eine sehr geringe Haltbarkeit und muß so ständig dem Körper zugeführt werden, wenn es nicht zu Mangelerscheinungen kommen soll. Der

Vitamin B_1-Bedarf steigt nach Meinung mancher Forscher, wenn dem Körper viele Kohlenhydrate zugeführt werden. Zucker und Weißmehl, die selbst durch das Raffinieren keine Vitamine mehr enthalten, werden so zu Vitaminkillern. Nach Meinung der Deutschen Gesellschaft für Ernährung sollten wir unserem Körper täglich zwischen 1,4 und 1,8 mg Thiamin zuführen.
Wichtige Vitamin-B_1-Spender sind: Weizen, Hafer und andere Getreidesorten, Kartoffeln, Milch und Haselnüsse.

Vitamin B_2

Dieses Vitamin, auch Riboflavin genannt, ist vor allem an der Atmungskette beteiligt. Ein Mangel an Vitamin B_2 führt zu Abgespanntheit, Schleimhautschäden und Infektanfälligkeit. Täglich sollten etwa 2 mg aufgenommen werden. Vitamin B_2 findet sich besonders in Bierhefe, Nüssen, Spargel, Pilzen, Milch, Vollkornreis, Heringen und Lachs.
Die Vitamine B_1 und B_2 sind wasserlöslich. Man sollte also Einweich- und Kochwasser nicht wegschütten.

Vitamin B_{12}

Dieses Vitamin trägt auch zur Steigerung der körperlichen Widerstandskraft bei. Im Unterschied zu anderen Vitaminen findet es sich nur in tierischen Produkten und in Mikroorganismen. Vegetarier sollten also etwas Sauerkraut essen, das Mikroorganismen enthält, um nicht mit diesem Vitamin unterversorgt zu sein. Unter Umständen trägt auch die Darmflora selbst zur Bildung des Vitamins bei.

Vitamin D

Das Vitamin D ist eigentlich ein Hormon. Bei genügender »Zufuhr« mit Sonnenbestrahlung kann es der Körper selbst erzeugen. Nur, wenn die Sonne fehlt, muß es durch die Nahrung zugeführt werden. So konnten etwa die Eskimos trotz der im Winter fehlenden Sonnenbestrahlung überleben, weil in ihrer Nahrung, vor allem im Lebertran, genügend Vitamin D enthalten ist. Da nach einem langen Winter oft zu wenig Sonnenlicht aufgenommen wurde, steigt am Ende des Winters die Infektanfälligkeit bei uns oft deutlich an.

Vitamin E

Das Vitamin E wurde in den letzten Jahren oft als eine Wunderdroge angepriesen. Es schützt Zellen, Vitamine und die Fettsäuren. Es trägt zum Wachstum bei und fördert die Sauerstoffaufnahme des Körpers, weshalb es auch bei der Infektabwehr eine Rolle spielt.

Das Vitamin E ist besonders in Weizenkeimen, Nüssen, Hülsenfrüchten und Blattgemüsen enthalten. Ebenso wie das Vitamin B_1 ist es hitze- und lichtempfindlich, so daß es nötig ist, die Körner und Keime auch in rohem Zustand zu verzehren. Neuerdings wird Vitamin E auch als Mittel gegen Alterserscheinungen in Form von Pillen oder Tropfen verkauft. Die Wirkungsweise solcher Präparate ist allerdings nicht restlos erforscht, und negative Reaktionen in Folge von Überdosierung sind schon bekannt geworden. Der tägliche Frischkornbrei macht solche Präparate allerdings völlig überflüssig.

Es gibt noch eine Reihe weiterer Stoffe, die unsere Widerstandskraft erhöhen und zeitweise auch als Vitamine bezeichnet wurden, wie überhaupt Vitamine keine einheitliche Zusammensetzung haben. Dazu gehört zum Beispiel die Brotsäure, die in der Molke vorkommt und aus minderwertigen Eiweißstoffen höherwertige machen kann. Oder die mehrfach ungesättigten Fettsäuren, die zeitweise auch als Vitamin F bezeichnet wurden.

Sie schützen den Körper gegen Infekte, giftige Substanzen und Verkalkungen der Arterien, indem sie unseren Fettstoffwechsel anregen. Man findet sie vor allem in hochwertigen Pflanzenölen.

Mineralien und Spurenelemente

Unser Körper ist ein kompliziertes biochemisches System. Damit dieses System richtig funktioniert, müssen ihm ständig mit der Nahrung eine ganze Reihe von chemischen Elementen zugeführt werden. Fehlen diese infolge einseitiger Ernährung oder besteht auch nur ein Mangel, kommt es zu schwerwiegenden Störungen im System. Die Forscher teilen diese notwendigen chemischen Grundstoffe in Mineralien und Spurenelemente ein. Mineralien werden in größeren Mengen benötigt, während die Spurenelemente, wie der Name schon sagt, nur in Spuren im Körper vorkommen.

Die Mineralien sind schnell benannt: *Kalzium, Kalium, Magnesium, Phosphor, Schwefel, Natrium* und *Chlor*. Die beiden letztgenannten Mineralien Natrium und Chlor sind Bestandteile des Kochsalzes und kommen, da wir uns alle zu salzreich ernähren, eher im Überfluß im Körper vor. Um ihre Zufuhr brauchen wir uns also keine weiteren Gedanken zu machen, eher um ihre Vermeidung.
Die Spurenelemente sind unter anderem: *Chrom, Eisen, Fluor, Jod, Kobalt, Kupfer, Mangan, Molybdän, Nickel, Selen, Vanadium, Zink* und *Zinn*.
Insgesamt besteht unser Körper zu etwa 4 % aus Mineralstoffen, ein Mensch von 75 kg Körpergewicht hat also 3 kg Mineralien in seinem Körper. Daneben nehmen wir durch die Luft noch weitere, nicht lebenswichtige, ja sogar giftige chemische Elemente auf, vor allem Cadmium, Blei und Quecksilber.
Mineralstoffe sind am Skelettaufbau ebenso beteiligt wie bei der Regulierung der Körperflüssigkeiten, der Erregung der Nerven und Muskeln, dem Aufbau der Enzymsysteme usw.

Die Mineralstoffe und ihre Bedeutung für die körpereigene Abwehr

Das *Kalzium* ist am wichtigsten für den Aufbau des Knochengerüsts. Aber es trägt auch zur Steigerung der Widerstandskräfte gegen Krankheiten bei. Es findet sich hauptsächlich in der Milch und in Milchprodukten, ferner in verschiedenen Kohlsorten, in der Brennnessel, den Wurzelgemüsen und in Zwiebeln.

Das *Kalium* hat eine entwässernde Wirkung und fördert damit die Ausscheidung von Giftstoffen aus dem Körper. Es ist in allen pflanzlichen Produkten enthalten, besonders hoch konzentriert in den Gewürzpflanzen, in der Kresse, den Blatt- und Kohlgemüsen. Aber auch Kartoffeln, Bohnen, Holunder, Weizen, Johannisbeeren, Trauben und Melonen enthalten bedeutende Mengen an Kalium.

Das *Magnesium* aktiviert die körpereigenen Enzyme und spielt daher eine wichtige Rolle bei der Infektabwehr. Magnesium findet sich vor allem in Körnern, Hülsenfrüchten, Nüssen, Blattgemüsen, in vielen Gewürzpflanzen, in der Hefe, der Melasse und im Kakao.

Eine geringere Rolle bei der Infektionsabwehr spielen *Phosphor* und *Schwefel.*

Eines der wichtigsten Spurenelemente ist das *Eisen,* da es Bestandteil des roten Blutfarbstoffs ist. Es wird für die Gesunderhaltung der Gewebe benötigt. Ist nicht genügend Eisen im Körper vorhanden, kann es zu ernsthaften gesundheitlichen Störungen kommen. Dabei ist Eisenmangel gar nicht einmal so selten. Besonders Frauen sind davon betroffen, da viel Eisen mit der Regelblutung verlorengeht und nicht immer schnell genug ersetzt werden kann.
Gefährdet sind auch strikt vegetarisch lebende Menschen, da Eisen vor allem in tierischen Produkten in größeren Mengen vorhanden ist. Auch Menschen, die sich bestimmten Abmagerungsdiäten unterziehen und sich dabei zu einseitig ernähren oder insgesamt zu wenig Nahrung zu sich nehmen, können Eisenmangel bekommen.
Listet man die Nahrungsmittel auf, die besonders viel Eisen enthalten, so berücksichtigt man oft doch zu wenig, daß nicht jede Art von Eisen gleich verwertbar ist. So galt der Spinat lange Zeit als unser wichtigster Eisenlieferant. Abgesehen davon, daß die im Spinat enthaltene Eisenmenge lange Zeit infolge eines Rechenfehlers maßlos überschätzt wurde, muß man auch bedenken, daß Eisen aus dem Spinat schlecht vom Körper aufgenommen wird, da die ebenfalls im Spinat vorhandene Oxalsäure das Eisen an sich bindet.
Günstig ist dagegen die Ausnutzung des im Fleisch enthaltenen Eisens durch den Körper. Genießt man wiederum das Fleisch zusammen mit eisenhaltigen Gemüsen (außer Spinat), wird auch deren Eisengehalt besser aufgenommen. Wer unter Eisenmangel leidet, sollte oxalsäurehaltige Gemüse und auch Körner nicht zugleich mit Fleisch verzehren.
Unter den tierischen Produkten haben die Leber und die Milz den höchsten Anteil an Eisen (allerdings auch an den anderen giftigen Schwermetallen), so daß sich Menschen, die unter Eisenmangel leiden, öfters mal eine Leber oder andere Innereien gönnen sollten. Unter den Pflanzen liefern Kohlgemüse und Hülsenfrüchte das meiste Eisen. Einen besonders hohen Eisengehalt haben auch viele getrocknete Gewürze, wie Thymian, Majoran, Basilikum, Rosmarin und Estragon. Das Würzen hat also nicht nur einen geschmacksver-

bessernden, sondern auch einen gesundheitsfördernden Wert. Außerdem können Gewürzkräuter einen Teil des schädlichen Kochsalzes überflüssig machen.

Wie das Eisen spielt auch das *Kupfer* bei der Bildung des Blutfarbstoffs eine wichtige Rolle. Seine Bedeutung für die körpereigene Infektabwehr liegt darin, daß es mithilft, Enzyme aufzubauen. Auch ist das Kupfer bei der Bildung der weißen Blutkörperchen beteiligt. Ist zu wenig Kupfer im Körper vorhanden, wird deren Aufbau verzögert und ist die Infektabwehr in Gefahr.
Kupfer ist nicht immer in ausreichendem Maße in der Nahrung vorhanden. Besonders reichhaltig finden wir es in Fischen und anderen Meerestieren oder in den Lebern von Gänsen, Rindern und Schafen, ferner in Hülsenfrüchten, Pilzen, Nüssen und im Kakao.
Aus hormonalen Gründen leiden an Kupfermangel vor allem Frauen. Besonders häufig tritt Kupfermangel während der Schwangerschaft auf, da das im Körper der Frau gespeicherte Kupfer teilweise an das Kind abgegeben wird.

Amerikanische Untersuchungen haben gezeigt, daß *Zink* ganz wesentlich dazu beiträgt, unser Immunsystem aufzubauen und die Abwehrkräfte zu steigern. Es hält die Organe, die für die Immunabwehr besonders wichtig sind, wie die Thymusdrüse, die Freßzellen und Lymphozyten, gesund und stärkt sie. Da unser Körper sehr wenig Zink speichern kann, ist es nötig, mit der Nahrung ständig Zink aufzunehmen. Unter Zinkmangel leiden oft Frauen, die orale Empfängnisverhütungsmittel, also die Pille, einnehmen, ebenso schwangere Frauen. Auch schwergewichtige Menschen haben oft Zinkmangel, da das Zink vom Fett absorbiert wird.
Erste Anzeichen von Zinkmangel sind Konzentrationsschwäche, schlechte Wundheilung, Nachlassen des Geruchssinns, Haarausfall und weiße Flecken auf den Fingernägeln.
Eine gute Quelle für die Zinkzufuhr sind Weizenkeime, Bierhefe und als Luxusnahrung die Austern.

Da *Selen* nur in winzigen Spuren im Körper vorkommt und in größeren Mengen sogar giftig ist, hat man es lange Zeit in der Erforschung

der Spurenelemente des menschlichen Körpers vernachlässigt. Neuere Forschungen haben aber gezeigt, daß gerade das Selen eines der Schlüsselelemente in unserem Körper darstellt. Bei einem Mangel können die Abwehrkräfte sehr stark geschädigt werden.
Die Hauptbedeutung von Selen liegt darin, daß es, ebenso wie das Vitamin E, die Zellen davor schützt, von aggressiven Sauerstoffverbindungen, den sogenannten »freien Radikalen«, zerstört zu werden.
Darüber hinaus fördert Selen den Transport von Vitamin E, mit dem es sich viele Abwehraufgaben teilt. So kann das Selen auch giftige Schwermetalle an sich binden, eine Aufgabe, die bei der heutigen starken Schwermetallbelastung immer wichtiger wird.
Versuche haben gezeigt, daß bei Selenmangel das Risiko, an Infektionskrankheiten, an Krebs oder an einem Herzinfarkt zu erkranken oder zu sterben, deutlich größer ist als bei Menschen, die normal mit Selen versorgt werden.
Der Selengehalt vieler Nahrungsmittel hängt vom Vorkommen des Minerals in den Böden ab, in denen die Nahrungsmittel gedeihen. Doch ist im Getreide und im Knoblauch immer Selen enthalten, was nur bestätigt, wie wichtig diese beiden Nahrungsmittel sind.

Die Heilwirkung unserer Pflanzen

Seit Jahrtausenden gibt es Menschen, die von der einzigartigen Wirkung unserer Heilpflanzen wissen. »Gegen jede Krankheit ist ein Kräutlein gewachsen« sagte sinngemäß der berühmte Naturarzt Paracelsus schon vor mehreren hundert Jahren mit Recht.
Als die chemische Industrie entstand und Möglichkeiten entdeckt wurden, künstliche Medikamente zu produzieren, ist die Bedeutung der natürlichen Heilmittel immer mehr zurückgegangen. Die Kenntnis darüber geriet in Vergessenheit. In dieser wissenschaftsgläubigen Zeit, die etwa vor anderthalb Jahrhunderten bei uns begann und bis heute anhält, glauben die meisten Menschen an die Überlegenheit der Chemie über die Natur, zumal die chemischen Arzneimittel heute leichter zu beschaffen und aufzubewahren sind und auch von den meisten Ärzten bevorzugt werden.

Erst in den letzten Jahren haben viele Menschen neu entdeckt, daß die meisten chemischen Mittel nicht imstande sind, eine Krankheit wirklich zu heilen, sondern allenfalls Symptome kurzfristig beseitigen können. Vor allem hat man, aufgeschreckt von immer neuen Arzneimittelskandalen, gemerkt, daß die meisten chemischen Präparate zu sogenannten »unerwünschten Nebenwirkungen«, also schlicht zu Vergiftungen unseres Körpers führen. Auf nahezu jedem Beipackzettel findet sich eine Liste möglicher Nebenwirkungen und Unverträglichkeiten.
So haben sich viele Menschen in den letzten Jahren wieder verstärkt der Kräuter und ihrer Heilwirkung besonnen, haben alte Kräuterbücher studiert und von naturheilkundigen Menschen gelernt. Darüber hinaus wurden auch von der Forschung die Zusammensetzung der Kräuter analysiert und dabei die Wirkstoffe entdeckt, so daß ihre Heilwirkung auch wissenschaftlich nachweisbar ist.
Freilich muß man sich auch in der Pflanzenheilkunde vor einer gewissen Scharlatanerie hüten. Wer sich »Wunderheilungen« durch Heilkräuter erhofft, wird in der Regel enttäuscht werden. Die in den Pflanzen enthaltenen Heilstoffe sind meist schwach dosiert, so daß die Wirkung oft erst nach langer Anwendung spürbar ist. Besonders Krankheiten, die über lange Zeit hinweg entstanden sind, werden bei natürlicher Behandlung nicht innerhalb von wenigen Tagen verschwinden. Wenn dann nach Wochen oder Monaten die Heilwirkung eingetreten ist, wird sie aber dafür um so länger andauern.
Eine plötzliche Heilung, von einem Tag auf den anderen, wie es einige vielgekaufte Bücher versprechen, kann zwar in seltenen Fällen auftreten, aber darauf verlassen sollten Sie sich nicht. Heilpflanzen sind keine Wundermittel aus der Apotheke Gottes, sondern Helfer aus der Natur für eine naturgemäße Heilung, ganz so, wie ich es in meinem ECON Ratgeber »Omas Hausapotheke neu entdeckt« (ETB 20282) beschrieben habe.

So sammeln Sie Heilpflanzen richtig

Bevor ich hier nun einzelne heilsame und abwehrstärkende Pflanzen aufzähle, noch ein Wort zum Sammeln von Heilpflanzen: Wenn Sie

Ihre Heilpflanzen nicht in der Apotheke oder im Reformhaus kaufen wollen, sondern selbst sammeln, sollten Sie unbedingt die folgenden Regeln beachten:

- Sammeln Sie nur Pflanzen, die Sie auch kennen. Es gibt eine Reihe vorzüglich bebilderter Kräuterbücher, an Hand derer auch Unkundige lernen können, Kräuter zu erkennen. Noch besser ist es aber, wenn Sie Gelegenheit haben, einen Kräuterkundigen beim Sammeln zu begleiten, denn auch das beste Buch kann die Anschauung in der Natur nicht völlig ersetzen. Stets müssen alle im Buch angegebenen Merkmale zutreffen, um eine Heilpflanze immer sicher von einer Giftpflanze unterscheiden zu können.
- Sammeln Sie nur Kräuter in frischem Zustand. Pflanzen, die faule, welke, schimmelige oder verfärbte Blätter besitzen, eignen sich nicht zur Verwendung als Heilpflanze.
- Sammeln Sie keine Pflanzen, die in der Nähe von vielbefahrenen Straßen oder Industrieanlagen stehen. Die dort meist vorherrschende Konzentration giftiger Schwermetalle ist so hoch, daß die Nutzwirkung der Pflanzen von der Schädlichkeit der Stoffe, die die Pflanzen aus der Luft oder dem Boden aufgenommen haben, übertroffen wird.
- Sammeln Sie keine Pflanzen von Äckern, die frisch gedüngt oder mit Pestiziden gespritzt sind. Oft riecht man die Düngung oder das Gift, manchmal sieht man es auch noch als weißen Staub auf den Pflanzen liegen.
- Sammeln Sie keine Pflanzen aus stehenden verschmutzten Gewässern, besonders wenn Sie die Pflanzen roh essen möchten.
- Sammeln Sie keine geschützten, seltenen oder solche Pflanzen, die nur vereinzelt an ihrem Standort vorkommen. Viele Heilkräuter werden in Gärten und auf Feldern angebaut und sind überall in Apotheken und Reformhäusern zu erwerben. So vermeiden Sie eine Schädigung der geplagten Natur.

Wenn Sie zu den glücklichen Menschen gehören, die einen Garten besitzen, würde ich Ihnen die Anlage eines Kräutergärtleins empfehlen, in dem Sie eine Reihe von Heilkräutern selbst in bester Qualität ziehen können. Manche heilsamen Kräuter gedeihen auch auf dem Balkon oder der Fensterbank.

Das Ernten und Trocknen von Kräutern

Sie sollten die Pflanzen, die Sie aufbewahren möchten, möglichst nur an trockenen Tagen sammeln. Der beste Zeitpunkt ist der Morgen, wenn die Sonne schon die Tautropfen aufgesogen, aber die Pflanze noch nicht ausgetrocknet hat.
Die Pflanzen sollten sauber und nicht staubig sein, da man Pflanzen, die man nachher trocknen will, vor dem Trocknen nicht waschen darf. Alle schadhaften Teile sollen vor dem Trocknen abgeschnitten werden.
Blüten und Blätter, die man allein aufheben will, werden vor dem Trocknen abgezupft. Bei vielen Pflanzen kann man sich die Sache aber auch vereinfachen, indem man die ganze Pflanze zum Trocknen an einer Schnur aufhängt und dann die Blätter der getrockneten Pflanze einfach abrebelt. Im Normalfall breitet man die einzelnen Pflanzenteile in dünner Schicht auf sauberem Papier oder auf einem Trockengestell, das einen siebartigen Boden besitzt, aus. Dann trocknen die Pflanzen an einem warmen, aber luftigen Platz schnell aus.
Zum Trocknen sollte man nicht, wie es bei der »industriellen« Heilkräuterbereitung zum Teil geschieht, die Pflanzen in den Ofen stellen, denn dies zerstört wichtige Aroma- und Heilstoffe. Wenn das Sammelgut völlig trocken ist, darf es in Dosen oder Schachteln gelagert werden. Das Trocknen und Aufbewahren sollte nur derjenige auf sich nehmen, der auch die nötige Geduld dazu aufbringt. Zu schnell oder nicht sorgfältig getrocknete Kräuter beginnen bald zu schimmeln und verderben.

Einige Wirkstoffe der Heilpflanzen

Seit Jahrhunderten sind Heilkräuter in Gebrauch und entfalteten ihre segensreiche Wirkung, ohne daß jemand eine wissenschaftliche Erklärung bereit hat. So haben zum Beispiel die Hirten gesehen, wie kranke Tiere mit Vorliebe besondere Kräuter verzehrten und daraus gelernt, diese Pflanzen auch Menschen mit ähnlichen Krankheitsbildern zu verabreichen. Dieses Wissen der Hirten, der Schäfer, der heilkundigen Frauen wurde von Generation zu Generation weitergegeben.

Natürlich wurden zuweilen auch nutzlose Kräuter verordnet, wenn man sich z. B. von der Form einer Pflanze, die Ähnlichkeit mit menschlichen Organen hatte, verführen ließ und sie als Heilmittel gegen eine Krankheit dieser Organe verordnete. Aber dies soll nicht darüber hinwegtäuschen, daß sehr viele dieser alten Hausmittel Heilkräfte enthalten, die heute auch nachweisbar sind.

Dazu gehören vor allem die schon erwähnten *Enzyme,* die *Vitamine* die *Mineralstoffe* und *Spurenelemente.*

Spezielle Heilstoffe, die für unser Thema, die Abwehr von Infekten, Bedeutung haben, sind außerdem *ätherische Öle, Flavonine, Saponine* und *Glykoside.*

Flavonine sind gelbe und andersfarbige Farbstoffe, die die Durchblutung der Gefäße fördern. Auch sorgen sie dafür, daß das Vitamin C im Körper besser aufgenommen wird und hemmen das Wachstum von Bakterien im Körper.

Saponine (Seifenstoffe, weil sie mit Wasser aufschäumen) sind schleimlösend und auswurffördernd. Sie haben eine entzündungshemmende und schleimhautschonende Wirkung.

Einige *Gykoside* haben schweißtreibende Wirkung und können so vor allem im Anfangsstadium einer Infektion ihre heilsame Wirkung entfalten.

Ätherische Öle, die in vielen Pflanzen enthalten sind, fördern die Durchblutung von Haut und Schleimhäuten und damit den Abbau von Giftstoffen. Sie üben oft einen wohltuenden und befreienden Reiz auf die Schleimhäute der Atmungsorgane aus.

Hinweis zu unserer Übersicht der heilsamen Pflanzen

Wir wollen uns bei der folgenden Übersicht nicht auf die Heilpflanzen im eigentlichen Sinn beschränken. Viele andere Pflanzen, Obst- und Gemüsesorten helfen uns, vor allem durch ihren hohen Gehalt an Vitaminen und Mineralstoffen, ebenso wie die Heilpflanzen im engeren Sinn bei der Abwehr von Infektionen und sind daher auch in der Liste enthalten.

Die Pflanzen sind alphabetisch geordnet. Zwei Pflanzen, die die größte Rolle bei der Vorbeugung der Infektionskrankheiten spielen, möchte ich jedoch gesondert vorwegnehmen, ihnen sozusagen einen gebührenden Ehrenplatz einräumen, das sind der Knoblauch und die Hagebutte.

Der Knoblauch – das Universalheilmittel

Es gibt kaum eine Pflanze mit so vielfältigen Heilwirkungen wie den Knoblauch. Von alters her wird er in der Volksmedizin gegen nahezu alle Leiden verwandt. Mag auch in manchen Fällen der Aberglaube mitgespielt haben (Zaubermittel gegen böse Geister und Vampire), so kann man heute jedoch auch wissenschaftlich eine Vielzahl von Heilwirkungen nachweisen.

Da der Knoblauch aber auch noch ein ausgezeichnetes Würzmittel darstellt, das aus der feinen Küche überhaupt nicht wegzudenken ist, kann er jedem Genießer auch noch zusätzliche Lebensfreude schenken. Sein ausgiebiger Gebrauch ist daher von heilkundlicher Seite nur zu empfehlen.

Was den Knoblauch in Nord- und Nordwesteuropa – im Gegensatz etwa zu den Mittelmeerländern – in Verruf gebracht hat, ist sein Geruch. Leider wird er in unserer Zeit mit ihren falschen Auffassungen von Sterilität und Sauberkeit oft als unangenehm empfunden.

Ißt man Knoblauch zusammen mit chlorophyllreichen Pflanzen, wie Petersilie oder Brennessel, wird die Geruchswirkung zwar gedämpft, aber nie ganz beseitigt. Ebenso gibt es keine geruchsfreien Knoblauchpillen – abgesehen davon, daß derjenige, der sich auf die Pilleneinnahme beschränkt, nicht in den Genuß des vorzüglichen Geschmacks kommt.

Statt darauf zu verzichten, sollte man zu seinem unvermeidlichen Knoblauchgeruch stehen und versuchen, die Mitmenschen von der gesundheitlichen und geschmacklichen Wirkung des Knoblauchs zu überzeugen. Oft sind es nämlich nur Vorurteile und mangelndes Wissen, die die Mitmenschen zur Ablehnung des Knoblauchs veranlassen. Durch den Tourismus und die Begegnung mit der Kultur der Mittelmeerländer zeichnet sich allerdings auch bei uns allmählich eine größere Toleranz und Aufgeschlossenheit gegenüber den weißen Knollen ab.

Knoblauch hilft vor allem bei fast allen Alterserscheinungen. Mit Recht können die Hersteller von Knoblauchpräparaten mit Bildern von Hundertjährigen werben, die ihr hohes Alter und ihre Gesundheit allerdings nicht den Pillen unserer pharmazeutischen Industrie, sondern dem Genuß von natürlichem Knoblauch zu verdanken haben. Knoblauch beugt hohem Blutdruck vor und hilft, ihn zu regulieren. Er ist eines der besten Mittel gegen Herz- und Kreislauferkrankungen, Arterienverkalkung und Herzinfarkt. Wichtig und nachweisbar ist die bakterientötende und entzündungshemmende Wirkung des Knoblauchs auf den ganzen Organismus.

Knoblauch desinfiziert und schützt nicht nur die Schleimhäute von Mund, Hals, Nase und Rachen, sondern auch die des Darmes, der Blase und der Bronchien. Es ist daher gar nicht so abwegig, wenn manche Heilkundige Knoblauch als natürliches Penicillin bezeichnen. Und im Gegensatz zum echten Penicillin hat er keine schädlichen Nebenwirkungen. Auf den Verdauungstrakt wirkt er außerdem regulierend.

Die heilkräftigen Inhaltsstoffe sind vor allem ein ätherisches, schwefelhaltiges Öl, das für den Geruch verantwortlich ist, sowie eine pflanzlich gebundene heilsame Jodverbindung und die Kieselsäure. Außerdem enthält Knoblauch eine Reihe von Vitaminen.

Auf die Infektabwehr wirkt Knoblauch in vielfältiger Weise. Die Inhaltsstoffe wirken anregend auf die Schleimhäute, fördern deren Durchblutung und den Abtransport von Giftstoffen. Die speziellen Wirkstoffe der Pflanze haben eine desinfizierende, bakterienabtötende Kraft. Die regulierende Wirkung auf den Verdauungstrakt sorgt ferner für eine Entgiftung des ganzen Körpers. Auf die Schleimhäute der Atmungsorgane wirken besonders die ätherischen Öle heilsam ein.

Wichtig ist eine regelmäßige Einnahme, damit man die Heilwirkung auf die Abwehrkräfte voll ausnutzen kann. Wer mit Rücksicht auf seine beruflichen Anforderungen nur mal am Wochenende Knoblauch ißt, wird nicht im selben Maße vor Infektionen geschützt sein.

Sie sollten Knoblauch täglich zu Salaten und Rohkost verwenden. Natürlich sollten Sie auch einfach mal eine Zehe kauen und ein Stück Brot dazu essen. Als spezielles Heilmittel gilt die Knoblauchtinktur: Für ihre Zubereitung werden 250 g Knoblauch geschält und in kleine Scheibchen geschnitten. Man gießt 1 l Branntwein darüber. Die Flasche wird nun etwa 2 Wochen in die Sonne gestellt oder an einen etwa 30° C warmen Ort. Mehrmals am Tag wird der Inhalt durchgeschüttelt. Nach 2 Wochen wird die Flüssigkeit gesiebt und in dunklen Flaschen aufbewahrt. Von dieser lange haltbaren Tinktur trinkt man nun täglich etwa 10 Tropfen und hat das ganze Jahr über einen wirksamen Schutz gegen Infektionen oder gegen Krankheiten des Verdauungstraktes.

Bei beginnenden Halsschmerzen kann man mit verdünnter Knoblauchtinktur gurgeln. Heilsam sind auch äußere Einreibungen mit einer Knoblauchsalbe aus Schmalz und fein zerdrücktem Knoblauch.

Es ist auch möglich, den Knoblauch mit Honig vermischt bei Erkältungskrankheiten einzunehmen. Die wohltuende Wirkung von Knoblauch und Honig addiert sich dabei.

Ein altes Heilrezept empfiehlt, sich bei Entzündungen im Mund- und Rachenraum einfach eine Knoblauchzehe zwischen Zahnfleisch und Lippen zu stecken und sie dort 1–2 Stunden zu lassen, um sie dann eventuell gegen eine neue auszutauschen. Die Wirkstoffe werden dabei von den Mundschleimhäuten aufgenommen und bekämpfen die Entzündung.

Bei Schnupfen hilft es manchmal schon, eine Knoblauchzehe in ein Nasenloch zu stecken. Bei trockenen und entzündeten Nasenschleimhäuten ist es besser, die Schleimhäute mit Knoblauchöl zu betupfen. Dabei werden sie geschmeidiger, und die bakterientötende Wirkung des Knoblauches begünstigt die Heilung.

Das Knoblauchöl, das auch in der Küche Verwendung finden kann, stellt man her, indem man 1 Knoblauchzehe kleinschneidet, mit 1 Schnapsglas voll gutem Olivenöl bedeckt und das Ganze einige Tage stehen läßt.

Ein Trank aus warmer Milch, Honig und Knoblauchzehen löst den Schleim bei Bronchialerkrankungen und hilft bei der Abheilung der Schleimhäute. Besonders in der Sowjetunion, wo man kein Geld für die Herstellung nutzloser chemischer Präparate verschwenden will, hat der Knoblauch durch alte Traditionen einen wichtigen Platz in der Heilkunde. Nach einem alten Rezept wird empfohlen, 11 kleingeschnittene Knoblauchzehen mit 1 Liter nicht pasteurisierter Milch weichzukochen, zu sieben, etwas abkühlen zu lassen und mit Honig abzuschmecken. Von dieser Lösung soll alle Stunde 1 Teelöffel eingenommen werden.

Auch als Inhalationsmittel hat sich Knoblauch in heißem Wasser oder heißer Milch bewährt.

Hagebutte – die kleine Frucht für die große Abwehr

Bei der Hagebutte handelt es sich um die Scheinfrucht der Heckenrose. Ich nenne sie hier an hervorragender Stelle, weil sie die Pflanze mit dem höchsten Vitamin-C-Gehalt ist und insofern bei der Infektabwehr eine wichtige Rolle spielt. Sie enthält außerdem noch Vitamin B, ätherische Öle und weitere wichtige Inhaltsstoffe.
Der Vitamingehalt nimmt zwar beim Einkochen ab, doch auch die eingekochten Hagebutten nehmen immer noch eine Spitzenstellung ein. Bei längerer Lagerung allerdings schwindet der Vitamingehalt, man sollte das Hagebuttenmus nach Möglichkeit alle paar Wochen frisch aus tiefgefrorenen Hagebutten bereiten. Beim Einfrieren verlieren die Früchte weniger Vitamin C als beim Lagern an der Luft.
Die Herstellung von Hagebuttenmus:
Die gesammelten Hagebutten werden gut gewaschen. Der Stil, die Blütenansätze sowie die Kerne und kleinen Härchen müssen sorgsam entfernt werden, was ein wenig mühevoll ist. Nun gibt man die Hagebutten in einen Topf und bedeckt sie dabei nur knapp mit Wasser. Man kocht sie eine halbe Stunde schonend, dann werden sie passiert oder durch den Wolf gedreht.
Gewürzt werden die Hagebutten mit Zitronenschale und Honig, etwa 100 g auf 1 kg Früchte. Möglich ist auch die Zugabe von Trokkenfrüchten zum Süßen.
Das Mus wird in Schraubgläsern aufbewahrt und hält sich im Kühlschrank einige Wochen. Bei dieser einfachen Zubereitungsart ist zwar die Haltbarkeit geringer als beim »normalen« Einkochen mittels Zucker, aber dafür gesünder. Da sich die Vitamine mit der Zeit verflüchtigen, ist eine längere Haltbarkeit sowieso nicht anzustreben. Das in manchen Rezepten empfohlene Wegschütten des Kochwassers möchte ich Ihnen nicht anraten, da das Vitamin C ja wasserlöslich ist und somit ein großer Teil davon verlorenginge. Lieber sollten Sie beim Einkochen nur wenig Wasser verwenden, damit das Mus nicht zu dünn ausfällt.
Der Hagebuttentee:
Zur Zubereitung des Hagebuttentees, der sich gut als Frühstückstee

eignet, benötigt man 2 Teelöffel zerkleinerter Hagebutten, die mit 1/4 Liter Wasser kalt angesetzt werden. Diesen Ansatz 1 Stunde lang ziehen lassen, durchsieben und anschließend die Flüssigkeit langsam erwärmen. Auch ein Tee aus Hagebuttenkernen besitzt eine blutreinigende Wirkung.

Kleines Verzeichnis der wichtigsten Pflanzen

Alant *(Inula helenium)*

Der Alant ist eine uralte Heilpflanze, die vor allem gegen Husten und Keuchhusten eingesetzt wurde. Von der hochwachsenden Pflanze wird die längliche Wurzel gesammelt. Die Pflanze kommt wild nur noch selten vor, wird aber als Heilpflanze angebaut und ist in Apotheken erhältlich. Wer sie selbst anbauen will, braucht hierfür sandige und sonnige Lehmböden. Fleißiges Gießen ist nötig.
Hauptwirkstoff ist das Inulin, eine Stärkeart, die auch als Zuckerersatzstoff für Diabetiker Verwendung findet. Die ausgezeichnete Heilwirkung auf die Bronchien verdankt der Alant dem Helenin, einem ätherischen Öl mit schleimlösender und blutreinigender Wirkung. Alanttee ist somit sowohl zur Vorbeugung als auch bei beginnenden und hartnäckigen Erkrankungen der oberen Atemwege zu empfehlen.
Zubereitung:
1/2 Teelöffel der Droge mit 1 Tasse siedendem Wasser übergießen und 5 Minuten ziehen lassen. Den etwas bitteren Tee kann man nach der Abkühlung auf Trinkwärme mit Honig süßen. Zuweilen mischt man ihn auch mit Thymian und Brennesseln. Vom Alanttee sollten täglich 2–3 Tassen getrunken werden.

Ananas

Die Ananas stammt aus Brasilien, wird jedoch in vielen tropischen Ländern angebaut. In reifem Zustand enthält sie eine große Menge Vitamin C. Sie wird jedoch heute oft unreif geerntet, um den Transport besser zu überstehen.
Ananassaft wirkt schweißtreibend bei Fieber. Durch den Vitamin-

C-Gehalt ist die Ananas gut zur Infektabwehr geeignet. Bekannt ist auch die harnabführende und damit blutreinigende Wirkung.

Andorn *(Marrubium vulgare)*

Die äußerlich wenig anmutigen Andornpflanzen wachsen bei uns auf Magerwiesen, Ödland und Müllplätzen. Man sammelt das blühende ganze Kraut im Spätsommer und trocknet es.
Es enthält ätherische Öle und Bitterstoffe und wird in der Naturheilkunde vor allem bei Bronchialerkrankungen verordnet. Nachdem er zeitweilig in Vergessenheit geraten war, erinnert man sich heute wieder des Andorns.
Bei beginnendem Husten oder zur allgemeinen Stärkung ist das Trinken von Andorntee zu empfehlen. Auch ein Frischsaft, aus der Pflanze gepreßt, hat eine gute Wirkung.
Zubereitung:
Den Andorntee bereitet man als Aufguß. 1 Teelöffel des getrockneten Krauts mit 1 Tasse heißen Wassers überbrühen und nach dem Abkühlen auf Trinktemperatur mit Honig süßen.

Angelika → Engelwurz

Apfelsine → Orange

Artischocke *(Cynara)*

Die Artischocke ist die Blüte einer Distelart, von der man Teile der Schuppenblätter und die Blütenböden ißt.
Sie enthält sehr viele Mineralstoffe, Enzyme und Vitamin A. Durch ihre ausgezeichnete Wirkung auf die Leber hilft sie bei der Entgiftung des Körpers.

Bärlauch *(Allium ursinum)*

Der Bärlauch wächst in feuchten Auwäldern, aber auch an Berghängen oftmals in großen Mengen. Schon von weitem fällt dem Wanderer der knoblauchartige Geruch der Bärlauchteppiche auf, noch bevor er die hübschen weißen, sternförmigen Blüten zu Gesicht bekommt. Gesammelt werden die jungen Blätter Ende April, Anfang Mai, möglichst noch vor dem Aufgehen der Blüten.

Sie stellen eine würzige Beigabe zu Salaten und Frühjahrswildgemüsen dar. Auch die Zwiebel kann als Würzmittel verwendet werden, sie ist allerdings schwierig auszugraben.
Der Bärlauch ist ein enger Verwandter des Knoblauchs und enthält auch ähnlich segensreiche Wirkstoffe, gerade zu einer Zeit, in der frischer Knoblauch nur noch schwer zu bekommen ist.

Brennessel *(Urtica)*

Die Brennessel wird nicht nur vom Gärtner oft als ein lästiges Unkraut betrachtet, das man am liebsten mit Stumpf und Stiel ausgerottet sehen möchte. Dabei handelt es sich bei den Brennesselarten um eine der gesündesten und heilkräftigsten Pflanzen überhaupt. Im Frühjahr sammelt man die frischen Blätter der noch jungen Brennessel und gewinnt damit eine wertvolle Salatbeigabe und ein wohlschmeckendes Gemüse. Sind die Blätter etwas größer, sammelt man sie und trocknet sie.
Der Tee aus Brennesseln ist äußerst heilkräftig. Die Brennessel enthält wichtige Mineralstoffe in größeren Mengen, ferner Kieselsäure, Chlorophyll, eine Reihe wichtiger Enzyme und Vitamin A. Sie zählt zu den besten Mitteln zur Blutreinigung und ist besonders während der »Frühjahrskuren« zu empfehlen. Brennesseln helfen, die Widerstandskraft des Körpers zu erhöhen und vermindern so die Anfälligkeit gegenüber Infektionen. Das in der Brennessel reichhaltig vorhandene Enzym Sekretin ist an der Bildung von roten Blutkörperchen beteiligt. Dadurch hat die Brennessel auch eine blutbildende Wirkung.
Zubereitung:
Frischer Preßsaft: Während der Frühjahrskuren ist der Saft der frisch ausgepreßten Brennessel sehr heilsam. Gleich nach dem Auspressen trinken!
Brennesseltee: 2 Teelöffel der getrockneten Blätter mit 1 Tasse heißem Wasser übergießen und 5–10 Minuten ziehen lassen. Brennesselblätter eignen sich auch gut für Teemischungen.
Salat: Man kann die feinen, kleingeschnittenen Blätter im Frühjahr als Salatbeigabe verwenden.
Gemüse: Brennesseln lassen sich ähnlich wie Spinat zubereiten. Ein genaues Rezept finden Sie im Rezeptteil für das Mittagessen.

Brombeere *(Rubus fruticosus)*

Der Brombeerstrauch ist in der freien Natur sehr häufig besonders an Wegrändern anzutreffen. Gesammelt werden im Frühjahr die frischen Blätter ohne Stiele sowie im Herbst die schwarzen Beeren.
Die Blätter wirken schleimlösend und auswurffördernd und sind vor allem bei Erkrankungen der oberen Luftwege sehr nützlich. Sie enthalten ätherische Öle, Salizylsäure und reichlich Vitamin C.
Zubereitung:
1 Eßlöffel gut getrockneter Brombeerblätter mit 1 Tasse heißem Wasser übergießen und 5–10 Minuten ziehen lassen. Dann schluckweise trinken. Die Blätter eignen sich auch gut zum Mischen mit anderen Blättern für einen Blutreinigungstee im Frühjahr.
Der vitaminreiche Brombeersaft sollte möglichst frisch getrunken werden.

Brunnenkresse *(Nasturtium officinale)*

Die Brunnenkresse wächst an feuchten Stellen, an Bächen oder Wassergräben. Man erntet sie sowohl im Frühjahr wie im frühen Herbst. Die Pflanze enthält unter anderem ätherische Öle und die Vitamine A, C und D sowie reichlich Mineralstoffe und Spurenelemente. Sie wirkt stärkend auf die allgemeinen Abwehrkräfte des Körpers und regt den Stoffwechsel an. Bei hartnäckigem Husten wirkt sie schleimlösend. Der hohe Gehalt an Vitamin C beugt den Infektionen vor. Man sollte die Brunnenkresse nicht in großen Mengen verzehren oder den Saft unverdünnt trinken, da dies ungünstige Wirkung auf die Nieren haben kann.
Zubereitung:
Hauptsächlich als Salat und Beilage zu Frühjahrssalaten.

Eberesche (Vogelbeerbaum) *(Sorbus aucuparia)*

Die Eberesche ist ein häufig vorkommender Baum, der an Waldrändern ebenso zu finden ist wie an Alleen. Man erkennt ihn an den länglichen gefiederten Blättern, die im Herbst eine schöne rote Färbung einnehmen und an den roten Früchten, die gemeinhin Vogelbeeren genannt werden.
Die Vogelbeeren enthalten eine große Menge Vitamin C, lassen sich

allerdings nicht roh verzehren. Man kann aus ihnen jedoch ein schmackhaftes Mus und einen Saft bereiten.
Hierzu werden die Beeren in einen Kochtopf gegeben, nur knapp mit Wasser bedeckt und dreißig Minuten leicht kochen gelassen. Zur Geschmacksverbesserung kann man Äpfel und Trockenfrüchte beigeben und mit Honig süßen. Das fertige Mus füllt man in Gläser und kann es mehrere Wochen im Kühlschrank aufbewahren. Auf ähnliche Weise gewinnt man den Vogelbeersaft.
Ein Tee aus Vogelbeeren wird bereitet, indem man die zerkleinerten Beeren einen halben Tag lang in kaltem Wasser ziehen läßt, dann vor dem Trinken aufwärmt und mit Honig süßt.

Eibisch *(Althaea officinalis)*

Seit dem Altertum ist die Eibischwurzel als Heilpflanze bekannt. Die hohe Pflanze wächst bei uns noch in Bauerngärten und an Waldrändern. Die heilkräftige Wurzel kann man aber auch in der Apotheke erwerben. Eibisch ist reich an Schleimstoffen und wirkt daher vor allem bei Infektionen der Luftwege.
Zubereitung:
Die Wurzel in kleine Stücke schneiden und kalt (!) ansetzen. Dem Ansatz kann man auch Blätter und Blüten beigeben. Nach einigen Stunden abseihen und den Auszug auf Trinktemperatur erwärmen. Schleimhaltige Pflanzen sollten niemals gekocht werden.

Engelsüß *(Polypodium vulgare)*

Die Pflanze besteht aus einem am Boden kriechenden Strunk und ist blütenlos. Sie gedeiht in Wäldern oft auf vermodernden Baumstämmen. Im Herbst kann man den Strunk ernten, kleinschneiden und sehr gut getrocknet in dunklen Gläsern aufbewahren oder ihn besser noch gleich verbrauchen. Engelsüß wirkt schleimlösend.
Zubereitung:
Es wird ein Brusttee aus ihm bereitet, indem man 1 Teelöffel des kleingeschnittenen Strunks mit 1 Tasse kalten Wassers ansetzt. Nach einigen Stunden siebt man ab und erwärmt die Lösung auf Trinktemperatur.

Engelwurz *(Angelica)*

Die Engelwurz ist ein angenehm riechendes Doldengewächs mit mancherlei Abarten. Sie wächst vor allem in nordischen Ländern und wird gartenmäßig angebaut. Heilkräftig ist vor allem der Wurzelstock, der im zweiten Jahr der Pflanze geerntet wird. Er enthält ein angenehm riechendes ätherisches Öl und bedarf sorgfältigster Trocknung.

Hauptanwendungsgebiete sind verschiedene Magenbeschwerden, Angelicawurzel wird jedoch auch als auswurfförderndes Mittel bei allen Infektionen der Luftwege angewandt.

Zubereitung:

1 Teelöffel der kleingeschnittenen Wurzel mit 1 Tasse kaltem Wasser ansetzen und nach einer Weile kurz aufkochen oder auch nur auf Temperatur erwärmen.

Eukalyptus

Der Eukalyptusbaum ist eine australische Myrtenart mit gummibaumartigen Blättern. Alle Arten enthalten ein starkes ätherisches Öl, das jedem von uns aus den Eukalyptusbonbons bekannt ist und eine wohltuende Wirkung auf die Schleimhäute der oberen Luftwege ausübt.

Fenchel *(Foeniculum vulgare)*

Der Fenchel zählt zu den ältesten Heilmitteln. Gesammelt werden die Wurzeln und die Samen. Hauptsächlich verwendet man Fenchelsamentee als Mittel gegen Blähungen. Jedoch ist der Samen des Fenchels auch eine Zutat zu vielen Bronchialtees, da er einen hohen Anteil an ätherischen Ölen besitzt.

Man bereitet einen Fencheltee durch einen Aufguß von einem Liter heißen Wassers auf 2 Teelöffel Fenchelsamen.

Hederichkraut *(Sosymbrium officinale)*

Die Pflanze gehört zu den Kreuzblütlern und ist beim Sammeln leicht mit dem Hederich und verschiedenen Senfarten zu verwechseln, zumal die Namensgebungen nicht immer ganz eindeutig sind und regional im deutschen Sprachraum wechseln. Doch zeigt auch eine Verwechslung mit dem Hederich *(Raphanus raphanistrum)* keine nachteiligen Folgen, da auch dieser ätherische Öle besitzt und wohltuende Wirkung für die oberen Luftwege hat. Man verwendet von beiden Pflanzen vor allem den Preßsaft.

Heidelbeere *(Vaccinium myrtillus)*

Jedem von Ihnen sind die Heidelbeeren als wohlschmeckende Waldfrüchte bekannt. Die Beeren besitzen einen hohen Gehalt an Vitamin C und kommen daher als Mittel zur Vorbeugung gegen Infektionskrankheiten in Frage.
Der aus den frischen Heidelbeeren gewonnene Rohsaft ist ein hochwirksames Mittel zur Spülung des Hals- und Rachenraumes und zum Gurgeln.
Durch Aufkochen läßt sich aus den Heidelbeeren auch ein Mus herstellen, das trotz Verlust beim Kochen noch immer einen beträchtlichen Vitamin-C-Gehalt besitzt und einige Wochen haltbar ist.

Himbeere

Die allseits bekannte Himbeere enthält eine größere Menge Vitamin C sowie Spurenelemente. Insofern leisten die frischen Früchte und der aus ihnen gewonnene Saft zur Vorbeugung von Infektionskrankheiten gute Dienste. Weniger empfehlenswert ist Himbeersirup wegen seines Zuckergehalts.
Himbeeressig, hergestellt aus 1 Teil Himbeeren und 2 Teilen Obstessig hat sich als Gurgelmittel bewährt.
Zubereitung:
Aus Himbeerblättern wird der Tee bereitet. Hierfür gibt man 1 Teelöffel getrockneter Himbeerblätter in eine Tasse und gießt mit heißem Wasser auf. 5 Minuten ziehen lassen. Der Himbeerblättertee ist Bestandteil vieler Kräuterteemischungen.

Hohlzahn *(Galeopsis segetum)*

Die häufig vorkommende Pflanze ist an ihren weiß-gelben Lippenblüten mit dem auffallenden dunkelgelben Fleck leicht zu erkennnen. Man erntet die Pflanze zur Blütezeit im Spätsommer. Sie enthält Kieselsäure und ein schleimlösendes Saponin. Außerdem wirkt sie blutverbessernd.

Der Tee wird als Aufguß bereitet, indem man 2 Teelöffel des getrockneten Krauts mit 1 Tasse heißen Wassers überbrüht und den Tee 10 Minuten ziehen läßt.

Holunder *(Sambucus nigra)*

Zu den wichtigsten Mitteln zur Infektionsvorbeugung zählt der schwarze Holunder. Von diesen weitverbreiteten Büschen können sowohl die Blüten, die Blätter, die Rinde wie auch die schwarzen Beeren verwendet werden. Bereits seit der Antike kennt man die Heilkraft dieser Pflanze, die auch in unseren Breiten fast an jedem Hof angepflanzt worden ist.
Die Heilwirkung des Holunders beruht auf ätherischen Ölen und Saponinen in den Blüten, während die reifen Beeren vor allem durch ihren Reichtum an Vitamin C, A, B_1 und B_2 heilsam sind.
Zubereitung:
Aus den Blüten macht man den Holunderblütentee, der in hohem Maße schweißtreibend wirkt und vor allem im Anfangsstadium einer Erkältung sehr wirksam sein kann. Man gibt 1 Teelöffel Holunderblüten in eine Tasse und gießt mit kochendem Wasser auf. Davon trinkt man eine Tasse und legt sich dabei ins Bett. Die Wirkstoffe fördern das Schwitzen, durch das Giftstoffe ausgeschieden werden. In der Küche läßt sich aus Holunderblüten, die in Pfannkuchenteig gebacken werden, ein schmackhafter Nachtisch bereiten.
Aus den reifen Holunderbeeren bereitet man Holundermus und Fliederbeerensaft. Um das Holundermus zuzubereiten, werden die Beeren mit wenig Wasser in einem Topf langsam gekocht. Hierzu gibt man auf 1 kg Beeren 1 Apfel und etwa 1/2 Kilo Zwetschen. Gesüßt wird mit Trockenobst oder mit Honig. Zum Würzen verwendet man Zitronenschale und Nelken. Das fertige Holundermus wird in Gläser gefüllt, die sich einige Wochen im Kühlschrank halten. Das Mus stellt eine köstliche und vitaminreiche Beigabe zu Pfannkuchen, Quarkspeisen und ähnlichem dar.
Der Holundersaft wird ebenfalls durch Kochen gewonnen. Ein wenig Saft fällt auch bei der Holundermusbereitung ab. Zu beachten ist, daß Holunder nicht roh gegessen werden soll. Er gehört jedoch auch zu den wenigen Pflanzen, deren Vitamin-C-Gehalt durch das Kochen nicht schwindet, sondern sogar noch ansteigt.

Will man Saft und Mus noch längere Zeit aufbewahren, so empfiehlt sich eine einfache Methode des Sterilisierens. Man füllt das Mus hierzu in ausgekochte, das heißt keimfrei gemachte Schraubgläser (auch den Deckel auskochen). Diese werden in leicht kochendes Wasser auf einen Rost oder ein Brett gestellt, damit die Gläser nicht durch Berührung mit dem heißen Boden springen, und in etwa 20 Minuten sterilisiert. Natürlich ist auch das fachgerechte Sterilisieren in Einmachgläsern mit völlig luftdichtem Abschluß möglich.
Da die Vitamine im Laufe der Monate weniger werden, kann man auch reife Beeren einfrieren und nach und nach frisches Mus daraus bereiten.

Huflattich *(Tussilago farfara)*

Der Huflattich ist allen, die offenen Auges durch die Natur gehen, als einer der ersten Frühlingsboten bekannt. Bereits im März strekken sich die schuppigen Blütenschäfte aus dem Boden, an denen sich bald danach die gelbe Blüte bildet. Im Mai erst zeigen sich dann die Blätter, die ebenso wie die Blüten für den heilsamen Huflattichtee Verwendung finden. Seine Heilwirkung beruht auf ätherischen Ölen und Schleimstoffen. Überdies enthält die Pflanze auch Mineralien und Spurenelemente. Huflattich wirkt bei allen Erkrankungen der Luftwege entzündungshemmend und läßt die Schleimhäute abschwellen. Er besitzt außerdem eine blutreinigende Wirkung und ist Bestandteil von Bronchialtees und Blutreinigungstees.
Zubereitung:
Für den Huflattichtee 2 Teelöffel mit 1 Tasse heißem Wasser aufbrühen und 10 Minuten ziehen lassen. Davon kann man täglich 3 Tassen trinken. Häufig wird der Huflattichtee mit dem ähnlich wirkenden Spitzwegerichtee vermischt.

Isländisches Moos *(Cetraria islandica)*

Bei dieser Heilpflanze handelt es sich genaugenommen nicht um eine Moosart, sondern um eine Flechte. Sie zeigt sich uns als eine blattähnliche grüngraue Pflanze von ledrigem Aussehen. Sie gedeiht nicht nur in Island, sondern in ganz Nord- und Mitteleuropa in Mooren und Gebirgen.
Die Pflanze besitzt reichlich Schleimstoffe, Vitamin B_{12} und antibio-

tisch – also keimtötend – wirkende Stoffe, recht viel Jod und Kieselsäure.
Man wendet die Pflanze an, um den Schleim aus den Bronchien zu lösen. Auch als Vorbeugungsmittel tut sie gute Dienste. Besonders wenn ein naßkaltes »Grippewetter« herrscht, ist ein Tee aus Isländischem Moos zu empfehlen. Die Pflanze hat auch einen allgemein kräftigenden Einfluß auf den Körper. Durch ihre antibiotisch wirkenden Bestandteile kann sie auch gezielt bei der Bekämpfung von Infektionskrankheiten eingesetzt werden.
Zubereitung:
Aus der trockenen Flechte wird ein Tee bereitet, indem 1 Teelöffel Isländisch Moos mit 1 Tasse Wasser kurz aufgekocht wird. Den Aufguß ziehenlassen. Von dem Tee kann man täglich bis zu 3 Tassen trinken, sollte dies jedoch nicht über Wochen hinweg durchführen.

Johannisbeere, rot *(Ribes rubrum)*

Die rote Johannisbeere kennen wir alle als eine sehr häufig vorkommende Gartenpflanze. In freier Natur kommt sie dagegen selten vor. Die Beeren enthalten reichlich Vitamin C, weshalb ich sie auch in unsere Liste aufgenommen habe. Der frische Saft sollte während der Reifezeit der Beeren häufiger getrunken werden. Auch als Gurgelwasser läßt sich der unverdünnte Saft verwenden.

Johannisbeere, schwarz *(Ribes nigrum)*

Im Gegensatz zur roten Johannisbeere wird deren schwarze Verwandte kaum roh gegessen. Sie besitzt nämlich einen etwas eigentümlichen Geschmack, der sich allerdings beim Kochen verliert. Die Beeren sind einer der wichtigsten Vitamin-C-Lieferanten und besitzen noch das sogenannte Vitamin J, das eine antibakterielle Wirkung hat. Diese Heilstoffe helfen besonders bei Infektionen der Atemwege bis hin zur Lungenentzündung. Der hohe Vitamin-C-Gehalt sorgt dafür, daß der schwarze Johannisbeersaft in hohem Maße bei der Vorbeugung von Infektionskrankheiten hilft.
Zubereitung:
Den Saft bereitet man durch Abkochen ohne Wasserzusatz zu. Man kann Johannisbeersaft auch kaufen, sollte aber darauf achten, daß er rein und zuckerfrei ist. Schmackhaft, aber wegen seines Zucker- und

Alkoholgehaltes kaum als Heilmittel geeignet, ist der französische Cassis, den man für das modische Getränk Kir verwendet.
Aus den Blättern des schwarzen Johannisbeerstrauches wird ein blutreinigender Tee durch Aufgießen (1 Teelöffel pro Tasse) hergestellt, den man besonders bei Nierenleiden, aber auch bei Entzündungen der oberen Luftwege einsetzt.

Kamille *(Matricaria chamomilla)*

Fragt man, welche Heilpflanze am bekanntesten ist, so wird sicherlich überall die Kamille genannt. Durch ihre vielfältige Wirkung bei Infektionskrankheiten aller Art sowie bei Magenbeschwerden, also gerade den häufigsten Beschwerden, gilt sie bei vielen Menschen als die Heilpflanze schlechthin.
Sie kommt in der Natur häufig vor, besonders in der Nähe von Getreidefeldern, die nicht chemisch behandelt worden sind. Man sollte beim Sammeln jedoch darauf achten, die Echte Kamille nicht mit einer ihren zahlreichen Verwandten zu verwechseln, die zwar allesamt ungiftig sind, aber keine oder eine geringe Heilwirkung besitzen.
In Anbetracht des großen Bedarfs wird die Kamille auch gärtnerisch angebaut. Die getrockneten Blüten sind als »Kamillentee« in nahezu allen Geschäften erhältlich. Will man sie garantiert schadstofffrei, sollte man sie aus Naturkostläden oder Reformhäusern und Apotheken beziehen.
Gesammelt werden die Blütenköpfe. Man sollte sie nur bei sonnigem Wetter sammeln, da sie dann am meisten Kamillenöl besitzen. Nach dem Sammeln breitet man sie an einem luftigen, trockenen und warmen Ort aus.
Wichtigster Inhaltsstoff der Kamille ist ein ätherisches Öl von blauer Farbe, das daher auch Azulen (azul = blau) genannt wird.
Die Kamille zeichnet sich vor allem durch ihre entzündungshemmende Wirkung aus, das heißt, man wendet sie überall da an, wo es gilt, Entzündungen zu bekämpfen: auf der Haut, den Schleimhäuten, den Augen, dem Hals- und Rachenraum.
Zubereitung:
Den Kamillentee bereitet man als Aufguß aus 1–2 Teelöffel getrockneter Kamillenblüten auf 1 Tasse heißes Wasser zu.

Karotte (Mohrrübe, Möhre, gelbe Rübe) *(Daucus carota)*

Die Karotten sind uns allen als Gemüse wohlbekannt. Mittlerweile hat sich auch ihr hoher Anteil an Vitamin A herumgesprochen, weshalb die gelben Rüben auch als Heilmittel gegen die Nachtblindheit von Autofahrern empfohlen werden. Sie enthalten daneben auch noch Vitamin B und Vitamin C.

Ihre Hauptbedeutung liegt darin, daß sie der Stärkung unserer gesamten Widerstandskraft dient. Dies zeigt sich auch in dem englischen Sprichwort »A carot a day, keeps the doctor away« (Eine Karotte am Tag hält den Doktor fern).

Die Karotte sollte Bestandteil unserer täglichen Rohkost sein. Es sei aber nochmals darauf hingewiesen, daß sie die Wirkung ihres fettlöslichen Vitamins A nur entfalten kann, wenn sie mit ein wenig Fett verzehrt wird.

Kartoffel *(Solanum)*

Sie werden sich sicherlich ein wenig wundern, weshalb ich die normale Speisekartoffel in unsere Liste aufgenommen habe. Die Kartoffel besitzt jedoch einen beträchtlich hohen Gehalt an Vitamin C, das beim Kochen nicht zerstört wird. Allerdings sollten die Kartoffeln mit Schale gekocht werden. Kochen wir sie geschält, ist es gesünder, das Kochwasser auch zu verwenden.

Käsepappel → Malve

Kiefer, Latschenkiefer, Fichte, Tanne

Alle Nadelbäume besitzen eine große Menge ätherischer Öle und einen hohen Gehalt an Vitamin C, besonders aber die Bergkiefer (Latsche). Aus den Nadeln, die im Frühjahr frisch austreiben, läßt sich ein heilsamer Tee bereiten. Das ätherische Öl aus diesen Bäumen wird zu Inhalationen verwendet. Es übt einen wohltuenden Reiz auf die Schleimhäute aus. Auch als Badezusatz findet es Verwendung.

Ob man in Anbetracht der schweren Schädigung an diesen Bäumen (Stichwort: Waldschäden) jedoch gerade die frischen Nadeln und Triebe ernten sollte, muß sich jeder selbst überlegen.

Kiwi *(Actinidia)*

Die neuseeländischen Kiwis sind in den letzten Jahren mit viel Werbeaufwand erfolgreich auf den deutschen Markt gebracht worden und haben wegen ihres fruchtigen Geschmacks viele Freunde gefunden. Die Frucht enthält viele Mineralien und Spurenelemente (Kalzium, Phosphor, Magnesium, Eisen) und sehr viel Vitamin C. Der Genuß kann daher zur Vorbeugung von Infektionskrankheiten empfohlen werden.

Königskerze *(Verbascum thapsus)*

Im späten Sommer lassen sich die Blüten der »Kleinen Königskerze« ernten. Sie sollten nur bei trockenem Wetter gesammelt und gleich mit der Ernte aus den Blütenkelchen gezupft werden. Die Blüten, die sehr anfällig gegen Feuchtigkeit sind, muß man an luftigen Orten schnell trocknen und trocken aufbewahren. Sie enthalten sehr viel Schleimstoffe, Saponine und ätherische Öle.

Die Königskerze wird den meisten Brusttees beigegeben. Sie wirkt besonders bei trockenem Husten schleimbildend und lindernd. Die Saponine haben eine leicht fiebersenkende Wirkung

Kren → Meerettich

Lauch (Porree) *(Allium porrum)*

Der Lauch ist als Gemüse- und Würzpflanze so bekannt, daß er nicht näher beschrieben werden muß. Er besitzt sehr viel Vitamin A, B und C, ferner pflanzliche Schleimstoffe, die die Ausscheidung des Schleims aus den Bronchien fördern können. Man sollte ihn als eigenständiges Gemüse und, vor allem auch roh und in Streifen geschnitten, als Salatbeigabe genießen. In der Volksheilkunde verwendet man Lauch ähnlich wie den Knoblauch, indem man ihn in heißer Milch kocht, mit Honig süßt und als Mittel gegen Erkrankungen der Bronchien trinkt.

Linde *(Tilia)*

Vom Lindenbaum werden vor allem die Blüten gesammelt. Aus ihnen bereitet man den bekannten Lindenblütentee, ein altes Heilmittel bei Infektionskrankheiten und Fieber. Verantwortlich für die

Heilwirkung ist ein ätherisches Öl, das die Atemwege öffnet und den Abtransport von Giftstoffen aus dem Körper fördert. Ferner Saponine, Flavonine und Schleimstoffe. Der Lindenblütentee ist eines der besten schweißtreibenden Mittel und kann, am Anfang einer Erkältung getrunken, diese vielleicht noch abwenden.
Zubereitung:
Für den Tee 1 Teelöffel der Lindenblüten mit 1 Tasse Wasser überbrühen und ziehen lassen. Man sollte den Tee warm trinken, wobei die schweißtreibende Wirkung jedoch weniger durch die Hitze des Tees als durch die Inhaltsstoffe ausgelöst wird. Auch eine Mischung mit den ebenso schweißtreibenden Holunderblüten ist möglich. Man kann den Tee bei beginnenden Infektionen oder nach einer Unterkühlung trinken, sollte ihn allerdings nicht als Dauergetränk über Wochen verwenden, da er dann das Herz angreifen könnte.

Löwenzahn *(Taraxacum officinale)*

Der Löwenzahn teilt mit der Brennessel das Schicksal des Verkanntwerdens. Wie sie wird auch er als Gartenunkraut geschmäht und stellt dabei doch eine wichtige Heilpflanze dar. Das ganze Kraut enthält reichlich Mineralstoffe, Spurenelemente und Vitamin C. Seine Hauptbedeutung liegt in seiner blutreinigenden Wirkung. Bei rheumatischen Erkrankungen, Hauterkrankungen und zur Vorbeugung aller Infektionen ist er ein wichtiger Helfer.
Die jungen Blätter im Frühjahr geerntet, sollten in keiner Frühjahrskur fehlen. Sie lassen sich zu schmackhaften Salaten hinzufügen. Eine Zuchtform des Löwenzahns mit weniger Bitterstoffen ist in den südeuropäischen Ländern ein häufig gegessenes Gemüse. Auch die zerkleinerte Wurzel besitzt Heilwirkung.
Zubereitung:
Der Löwenzahntee wird aus getrockneten Blättern bereitet, eventuell unter Beifügung von getrockneten Wurzeln. 1 Teelöffel Löwenzahn mit 1 Tasse heißem Wasser aufbrühen.

Lungenkraut *(Pulmonaria officinalis)*

Das Lungenkraut kommt verstreut in unseren Laubwäldern vor. Es werden die Frühjahrsblätter und besonders die Blüten gesammelt. Ihre Heilwirkung beruht auf ihrem großen Gehalt an Kieselerde.

Wie der Name sagt, wird es vor allem bei Lungenerkrankungen und anderen Erkrankungen der Luftwege angewandt.
Zubereitung:
Als Tee bereitet (1 Teelöffel auf 1 Tasse heißes Wasser) bildet es zusammen mit dem Spitzwegerich oft einen Bestandteil von Hustenteemischungen.

Malve (Käsepappel)

Die Käsepappel und andere Malvenarten sind in jüngster Zeit wieder als Heilpflanze neu entdeckt worden. Sie enthalten ätherische Öle und viele Schleimstoffe. Das Hauptanwendungsgebiet sind sicherlich Hauterkrankungen, doch auch der Tee wirkt stark schleimlösend und kann bei Bronchialerkrankungen verabreicht werden. Auch als Gurgelmittel bei Halsentzündungen eignet er sich.
Zubereitung:
Wie bei anderen stark schleimstoffhaltigen Pflanzen sollte man den Tee nicht durch Aufkochen bereiten, um keine unansehliche Brühe zu erhalten. Vielmehr werden die Käsepappelblüten kalt angesetzt, abgesiebt und dann vor dem Trinken auf Trinkwärme gebracht.

Meerrettich (Kren)

Wenn Ihnen der geriebene Kren einmal in die Nase gestiegen ist und vielleicht ein Brennen bis hinein in die Stirnhöhle verursacht hat, werden Sie die Wirkung des Meerrettichs nicht mehr vergessen. Diese Wirkung verdankt er seinen ätherischen Ölen, die wiederum eine wichtige Heilwirkung besitzen. Außerdem ist der Meerrettich reich an Vitamin C.
Heilsam ist er vor allem bei Nierenerkrankungen und Darmentzündungen. Durch seine ätherischen Öle und den Vitamingehalt greift er aber auch als wichtiges Vorbeugungsmittel gegen Infektionskrankheiten. Selbst bei bereits ausgebrochenen Infektionen wirkt er schleimlösend und hustenreizlindernd.

Orange (Apfelsine) *(Citrus)*

Die Apfelsine und ihre Abarten, wie Mandarine, Clementine oder Grapefruit, sind als wichtige Vitamin-C-Spender wohl vertraut. Zur

Vorbeugung von Erkältungskrankheiten ist frischer, ungesüßter Orangen- oder Grapefruitsaft sehr wichtig. Fruchtsaftgetränke, Orangennektars usw. enthalten meist verdünnte und gezuckerte Saftmischungen und sind daher zur Infektionsabwehr ungeeignet.

Paprika *(Capsicum)*

Lange Zeit war Paprika in Deutschland nur als rotes pulvriges Gewürz bekannt. Seit einigen Jahren sind aber die grünen, gelben und roten Paprikaschoten überall frisch zu erhalten. Sie zählen zu den größten Vitamin-C-Lieferanten überhaupt. Eine Paprikaschote, roh gegessen, enthält bedeutend mehr Vitamin C als eine Zitrone. Besonders in den reifen roten Früchten ist der Vitamingehalt sehr hoch. Paprikaschoten sollten auf keinem Rohkostteller fehlen und eignen sich wegen ihrer leichten Transportierbarkeit auch als kleine Zwischenmahlzeit für unterwegs.

Passionsfrucht (Maracuja)

Die Passionsfrucht und der aus ihr gewonnene Maracuja-Saft enthalten reichlich Vitamin C, allerdings nicht so viel wie manche einheimischen Pflanzen. Die im Handel angebotenen Säfte sind meist gezuckert und damit für eine gesunde Ernährung wertlos.

Porree → Lauch

Preiselbeere *(Vaccinium)*

Wie die Heidelbeere, der Holunder und die Johannisbeere zählt auch die Preiselbeere zu den wichtigen Vitamin-C-Spendern. Man genießt sie vorzugsweise als Kompott, das man allerdings nicht mit Zucker süßen sollte.

Quendel *(Thymus)*

Der Quendel ist eine in Deutschland verbreitete wildwachsende Thymianart. Das blühende Kraut enthält reichlich ätherische Öle und das desinfizierende Thymol, ferner Spurenelemente. Es hat eine schleimlösende Wirkung und wird vielen Hustenmitteln beigegeben.

rote Bete (rote Rüben) *(Beta)*

Die Bedeutung der roten Rüben liegt nicht so sehr in spezieller Wirkung auf irgendwelche Körpersymptome, sondern in ihrem bedeutenden Gehalt an Mineralstoffen und Vitaminen. Sie sollten in keiner Rohkost fehlen. Sie besitzen vor allem blutbildende Wirkung und haben Einfluß auf die Gesunderhaltung der Körperzellen. Auch in der biologischen Krebstherapie nimmt die rote Bete einen wichtigen Platz ein. Krebsforscher haben nämlich erkannt, daß der rote Farbstoff der Rübe die Sauerstoffaufnahme unseres Körpers fördert. Die verbesserte Zellatmung kann dann die krebserzeugenden Gärungsprozesse in den Zellen nicht nur stoppen, sondern auch rückgängig machen.

Salbei *(Salvia officinalis)*

In meinem Garten wachsen stets ein paar Salbeistöcke, aus denen fast das ganze Jahr über grüne Blätter zu ernten sind, die viele Speisen verfeinern helfen. Vor der Blüte ernte ich die Blätter, die dann besonders viele Wirkstoffe enthalten, und trockne sie. Salbei enthält viele ätherische Öle und wirkt schweißregulierend, blutreinigend und desinfizierend. Er eignet sich als Gurgelwasser bei Heiserkeit und Halsentzündung. Man kann den Tee aber auch in kleinen Schlucken trinken.

Zubereitung:

Den Salbeitee bereitet man als Aufguß aus 1 Teelöffel getrockneter und gerebelter Salbeiblätter auf 1 Tasse heißes Wasser.

Möglich ist auch die Herstellung einer Salbeitinktur. Mehrere Handvoll Salbeiblätter, eventuell mit Thymian gemischt, werden mit ½ Liter Alkohol versetzt, etwa 2 Wochen in der Wärme stehengelassen, dann abgesiebt. Diese Tinktur kann man verdünnt zum Gurgeln bei Halsbeschwerden oder zum Desinfizieren bei Mundschleimhaut- und Zahnfleischentzündungen verwenden.

Sanddorn *(Hippophae)*

Der Sanddorn ist ein kleiner, nur in wenigen Gegenden verbreiteter wildwachsender Strauch. Er enthält in großen Mengen Vitamin C, ferner auch Vitamin A, B und E. Der Sanddornsaft stellt so ein wichtiges Vorbeugungsmittel gegen Infektionskrankheiten dar. 3 Eßlöffel pro Tag mit Honig gesüßt decken im wesentlichen unseren täglichen Vitamin-C-Bedarf. Gut schmeckt Sanddorn auch in Milchmixgetränken.

Schafgarbe *(Achillea)*

Die weitverbreitete Schafgarbe ist eine unserer vielfältigsten Heilpflanzen. Sie enthält ätherische Öle und keimhemmende Stoffe, ähnlich wie die Kamille. Zur Vorbeugung von Erkältungskrankheiten werden die getrockneten Blüten zusammen mit anderen Kräutern für Teemischungen empfohlen.

Schlüsselblume *(Primula officinalis)*

Wir kennen alle die gelben Himmelschlüssel als einen der ersten Frühlingsboten. Die einst häufige Pflanze ist heute selten geworden, so daß ich Ihnen vom Sammeln abraten möchte. Sie können die getrockneten Blüten aus Zuchtbetrieben oder aus kontrollierten Sammlungen in Apotheken und Reformhäusern kaufen. Die Schlüsselblumen enthalten ein schleimlösendes und schleimverflüssigendes Saponin, besonders auch in ihrem Blütenkelch. Auch ein ätherisches Öl und Vitamin C sind vorhanden. Sie ist besonders im Frühjahr als Mittel gegen Infektionskrankheiten und zur Vorbeugung wichtig, da sie zusätzlich blutreinigende Wirkung besitzt.

Sonnentau *(Drosera rotundifolia)*

Der Sonnentau ist den botanisch Interessierten unter Ihnen sicherlich als fleischfressende Pflanze bekannt. Er sondert einen Drüsensaft ab, der kleine Kerbtiere, die er mit feinen Härchen festhält, verdauen kann. Er ist eine recht seltene Pflanze geworden und darf nicht gesammelt werden. Er besitzt altbewährte Heilkräfte gegen Husten, die im einzelnen noch nicht alle erforscht sind. Zusammen mit anderen Pflanzen findet man ihn in Bronchialteemischungen.

Spitzwegerich *(Plantago lanceolata)*

Der Spitzwegerich ist eine häufig, auf nahezu allen Wiesen vorkommende Pflanze. Wer seinen Rasen nicht ständig schneidet, wird sich bald an ihr erfreuen können. Die Blätter des Spitzwegerichs sammelt

man zur Blütezeit im Sommer. Sie werden an luftigen Orten getrocknet und sollten, wenn man sie weiterverwenden will, auch nach dem Trocknen ihre grüne Farbe nicht verloren haben.
Der Spitzwegerich enthält ätherische Öle, viele Schleimstoffe und die Vitamine A und C neben anderen Wirkstoffen. Es ist *das* Mittel bei allen Erkrankungen der Atmungsorgane, besonders, wenn diese mit Verschleimung einhergehen. Neben den Tees aus den Blättern, der auch in fast allen Bronchialtees enthalten ist, kann man auch den Saft einnehmen.
Zubereitung:
Den Spitzwegerichtee bereitet man durch Aufguß aus einem Teelöffel Blättern auf 1 Tasse. Davon trinkt man am Tag 3–4 Tassen.

Stachelbeere *(Ribes grossularia)*

Die im Garten häufig angepflanzte Stachelbeere ist eine Verwandte der Johannisbeere. Wie diese enthält sie auch viel Vitamin C. Der Genuß der Beeren und des aus ihnen gewonnenen Safts kann zur Vorbeugung gegen Infektionskrankheiten dienen.

Süßholz *(Glycyrrhiza glabra)*

Hauptwirkstoff dieses Strauchs ist das Glycyrrhin, ein saponinhaltiger, schleimlösender und auswurffördernder Stoff. Auch ätherische Öle und Bitterstoffe sind enthalten. Die Süßholzwurzel gilt seit langem als wichtiges Mittel gegen Husten und Heiserkeit.
Sie ist Bestandteil vieler Hustentees und vor allem von Hustenbonbons (Lakritze) und von Hustensaft. Menschen, die unter hohem Blutdruck leiden, sollten den Genuß von lakritzhaltigen Medikamenten einschränken.

Thymian *(Thymus)*

Die Pflanze ist in den Mittelmeerländern heimisch, aber auch bei uns anzutreffen, wenn auch mit einem weniger intensiven Geruch, das heißt mit einer geringeren Konzentration an ätherischen Ölen.
Thymiantee ist bei allen Erkrankungen der Luftwege zu empfehlen und kann Teemischungen beigegeben werden. Auch kann man mit Thymian Inhalationen durchführen. Das ätherische Öl Thymol sorgt für eine bessere Durchblutung der Schleimhäute der Luftwege.

Zubereitung:
1 Teelöffel getrockneter Thymian wird mit 1 Tasse heißem Wasser überbrüht. Man sollte nicht mehr als 2 Tassen am Tag trinken.

Tomate *(Lycopersicon)*

Die Tomate gehört, was viele nicht wissen, zu den vitaminreichsten Früchten überhaupt, besonders wenn sie voll ausgereift ist und nicht aus dem Treibhaus kommt. Sie ist ein Kind des sonnigen Südens, und es entspricht weniger der Vernunft als handelspolitischen Erwägungen, wenn wir heute den größten Teil der Tomaten aus Holland beziehen.
Sie enthält sehr viel Vitamin C, ferner Karotin, das im Körper Vitamin A bildet. Dazu kommen Vitamin B_1 und Vitamin E. Die Tomate hat einen hohen Gehalt an Spurenelementen, besonders an Eisen und Kupfer. Sie ist daher eine ideale Frucht zur Stärkung der allgemeinen Widerstandskräfte.

Weißkohl *Brassica)*

Alle Kohlarten gehören zu den Pflanzen, die am meisten Vitamin C besitzen, ob Weißkohl, Rotkohl, Rosenkohl oder Grünkohl. Wir sollten daher alle roh eßbaren Kohlarten für die tägliche Rohkostplatte verwenden. Aus dem Weißkohl läßt sich überdies ein wertvoller Saft pressen. Wer rohen Kohl nicht verträgt, sollte ihn zusammen mit Kümmel oder Fenchel genießen. Diese Samen verhindern weitgehend die Blähungserscheinungen.
Aus Weißkohl kann außerdem Sauerkraut hergestellt werden. Bei der natürlichen Sauerkrautgärung wird nochmals neues Vitamin C gebildet, so daß das Sauerkraut eines der vitaminreichsten Nahrungsmittel darstellt, das, roh genossen, einen hohen gesundheitlichen Wert besitzt.
Beim Kochen verliert sich ein Teil der Wirkstoffe. Pasteurisiertes Sauerkraut aus der Dose sollte man nicht kaufen. Reformhäuser, Naturspeiseläden und manche anderen Geschäfte führen jedoch noch naturbelassenes nicht-pasteurisiertes Kraut. Man kann Kohl aber auch selbst einlegen.

Ysop *(Hyssopus)*

Der strauchartige Ysop ist eine der alten Würzpflanzen, die in jüngster Zeit wieder entdeckt werden. Er stammt aus den Mittelmeerländern, wird aber bei uns in Gärten angebaut. Man soll die Blüten und Blätter im Sommer sammeln und sorgfältig trocknen. Ysop enthält vor allem ätherische Öle.
Zubereitung: Ein Tee aus 1 Teelöffel Ysopblätter durch Überbrühen mit 1 Tasse heißem Wasser wirkt blutreinigend und entschleimend.

Zinnkraut *(Equisetum)*

Der Ackerschachtelhalm ist eine blütenlose Pflanze, die für die Bauern oft ein lästiges Unkraut darstellt, da sie einen ausgedehnten Wurzelstock besitzt. Da man es früher zum Reinigen von Zinngeschirr benutzt hat, nennt man das Kraut auch Zinnkraut.
Es ist die Pflanze mit dem höchsten Gehalt an Kieselsäure und hat eine breite Heilwirkung. Heikräftig sind dabei nur die sogenannten Sommerwedel, die erst im Sommer emporkommen und wie grün gerippte Äste aussehen. Durch ihren hohen Kieselsäuregehalt werden vor allem Lungenleiden gebessert und das Blutbild positiv verändert. Das Zinnkraut wirkt so allgemein stärkend auf unsere Abwehrkräfte.
Zubereitung: Den Zinnkrauttee bereitet man zu, indem 1 Teelöffel Zinnkraut mit 1 Tasse Wasser kalt angesetzt wird. Man kocht die Lösung kurz auf und seiht ab.

Zitrone *(Citrus)*

Die Zitrone und ihre Abart wie die Limone sind allgemein als wichtige Vitamin-C-Lieferanten bekannt, wenngleich sie von manchen heimischen Pflanzen darin noch übertroffen werden. Ich empfehle Ihnen Zitronensaft mit kaltem Wasser verdünnt und mit Honig gesüßt als Vorbeugungsmittel gegen Erkältungen. Weniger empfehlenswert ist ein heißes Zitronengetränk, da die Vitamine und der Honig unter dem Erhitzen leiden.

Zwiebel *(Allium cepa)*

Wie der verwandte Knoblauch und alle Laucharten zählt auch die Küchenzwiebel zu unseren wichtigsten Heilpflanzen im weiteren Sin-

ne. Sie enthält das heilsame Glykosid, ätherische Öle und eine Reihe von Vitaminen, Mineralien und Spurenelementen.
Die Zwiebel fördert die Durchblutung der Schleimhäute und ist schleimlösend. Zwiebelsaft mit Honig vermischt ist ein bewährtes Mittel gegen Heiserkeit und beginnende Infektionen der Luftwege.

Einige Heilkräuter-Teemischungen

Ich habe Ihnen schon einige Frühstücksteemischungen aufgezählt (s. S. 47), die das Allgemeinbefinden erhöhen und unsere Widerstandskräfte steigern helfen. In diesem Abschnitt möchte ich ein paar Heiltees vorstellen, die bei bestimmten Symptomen, bei beginnenden und bereits ausgebrochenen Infektionen helfen können, aber nicht zum Dauergebrauch gedacht sind. Zu ihnen gehören auch die Blutreinigungs- und Frühjahrstees, die ein paar Wochen lang im Frühjahr getrunken werden und helfen sollen, die im Winter angesammelte »Schlacken« und Giftstoffe wieder aus dem Körper zu spülen.

Frühjahrstee
Man mischt Birkenblätter, Blätter der schwarzen Johannisbeere und Himbeere, eventuell auch der Brombeere zu gleichen Teilen. Davon gießt man 2 Teelöffel mit 1 Tasse heißem Wasser auf und trinkt während einer »Kur« 2–3 Tassen am Tag.

Blutreinigungstee mit schleimlösender Wirkung
2 Teile Borretschblüten, 1 Teil Löwenzahn, 1 Teil Brennesselblätter werden vermischt. 1 Eßlöffel der Mischung wird mit 1 Tasse Wasser aufgebrüht. 2–3 Tassen am Tag trinken.

Blutreinigungstees
2 Teile Erdbeerblätter, 1 Teil Himbeerblätter, 1 Teil Brombeerblätter und 1 Teil Schlüsselblumen werden vermischt. Davon gibt man 2 Teelöffel auf 1 Tasse heißes Wasser.

2 Teile Brombeerblätter, 2 Teile Brennesselblätter, 1 Teil Holunderblätter und 1 Teil Löwenzahnwurzel werden gemischt. Davon gibt

man 1 Teelöffel auf 1 Tasse mit heißem Wasser und läßt den Tee ziehen. Man trinkt täglich 1–2 Tassen.

Bronchialtee
1 Teil Anissamen oder Fenchelsamen, 2 Teile Huflattich, 2 Teile Lungenkraut, 1 Teil Spitzwegerich mischen. Von der Kräutermischung gibt man 1 Teelöffel auf 1 Tasse heißes Wasser. Ziehen lassen. Von der Mischung trinkt man bei Infektionen der Bronchien 3–4 Tassen täglich in kleinen Schlucken.

2 Teile Schafgarbe, 1 Teil Lungenkraut, 1 Teil Spitzwegerich, 1 Teil Eibischwurzeln, 1 Teil Salbei, 1 Teil Königskerze. Die Mischung kalt ansetzen, 15 Minuten ziehen lassen (2 Teelöffel auf 1 Tasse Wasser). Danach absieben und erwärmen, nicht kochen.

Schleimlösender Hustentee
2 Teile Huflattich, 2 Teile Brennessel, 1 Teil Kamille, 1 Teil Anis oder Fenchelsamen. Die Kräuter mischen und 1 Teelöffel mit 1 Tasse heißem Wasser aufgießen und ziehen lassen. 3–4 Tassen täglich trinken.

Tee zum Schwitzen bei Beginn einer »Erkältung«
1 Teil Lindenblüten und 1 Teil Holunderblüten werden zu gleichen Teilen gemischt. 2 Teelöffel werden mit 1 Tasse kochendem Wasser überbrüht. Man trinkt den Tee warm in kleinen Schlucken und legt sich zugedeckt ins Bett zum Schwitzen.

Andere Heilmittel aus der Natur

Homöopathie – Vorbeugen und Heilen ohne Nebenwirkungen

Alle Heilpflanzen haben Inhaltsstoffe, die in kleinen Mengen sehr heilsam sind, in hohen Dosen verabreicht aber auch Schädigungen hervorrufen können. Ähnliches gilt auch für die Gifte. Sie können in

ganz kleinen Mengen eine unschädliche Heilwirkung entfalten. Diesen alten Grundsatz hat sich neben der Pflanzenheilkunde auch die Homöopathie zu eigen gemacht.
Um zu erklären, was das besondere an der Homöopathie ist, muß ich noch einen anderen Grundsatz der Homöopathie erläutern. In der gewöhnlichen Heilkunde wird gegen eine Krankheitserscheinung immer ein Gegenmittel angewandt. Daher hat diese den Namen *Allopathie* (von allo = anders), den Sie vielleicht schon an Apotheken angeschrieben gefunden haben. Die Allopathie wendet also gegen eine Durchfallerkrankung ein stopfendes Mittel an, gegen Fieber ein fiebersenkendes Mittel.
Die Homöopathie geht den entgegengesetzten Weg. Ihr Prinzip ist es, Stoffe zu finden, die ähnliche oder gleiche (homo = gleich) Symptome hervorrufen, wie die, unter denen der Kranke leidet. Diese Stoffe werden nun, stark verdünnt, dem Kranken verabreicht. Sie regen die Bildung von Gegenstoffen (Antikörpern) und die Selbstheilungskräfte im Körper an.
Der Entdecker der Homöopathie, Dr. Samuel Hahnemann, hat schon 1796 herausgefunden, daß Wirkstoffe, die in hohen Dosen eine Krankheit auslösen, in sehr niedriger Dosierung in der Lage sind, diese zu heilen. Diese Entdeckung wurde lange Zeit wenig beachtet, besonders dann nicht mehr, als die Produkte der pharmazeutischen Industrie mit Hilfe rein allopathisch ausgebildeter Ärzte und großem Werbeaufwand ihren Siegeszug angetreten hatten. Erst in den letzten Jahrzehnten hat die Homöopathie wie alle naturheilkundlichen Verfahren wieder einen Aufschwung erlebt.
Dem homöopathischen Arzt steht eine ganze Palette von mehreren tausend Pflanzen- und Mineralstoffen zur Verfügung, die er genau nach dem Krankheitsbild des Patienten auswählt. Er wird also nicht etwa ein Mittel gegen »Grippe« verschreiben, sondern gezielt die Symptome des Patienten beachten, um das richtige Mittel und die richtige Dosierung herauszufinden.
Ich möchte Ihnen das Prinzip der Homöopathie noch an einem Beispiel zeigen, das in der Schnupfentherapie eine Rolle spielen kann: Uns allen ist die »tränenreiche« Wirkung der Küchenzwiebel bekannt. Beim Zerkleinern werden Wirkstoffe frei, die Augen und Nasenschleimhäute reizen, also ähnliche Symptome erzeugen, wie wir

sie von einem Schnupfen kennen. Behandelt man nun auf homöopathische Weise einen Nasenkatarrh, so kann man etwa den Wirkstoff der Zwiebel in sehr verdünnter Form verabreichen. Bei richtiger Dosierung wird der Katarrh bald geheilt und nicht nur vorübergehend seine Symptome, wie bei vielen chemischen Schnupfenmitteln.
Vor allem zeigt sich, daß bei der Verabreichung homöopathischer Mittel infolge der geringen Dosierung bzw. großen Verdünnung der Wirkstoffe keine Nebenwirkungen auftreten. Sie eignen sich somit auch zur Behandlung von erst beginnenden Infektionen und sogar zur Vorbeugung. In der Folge gebe ich Ihnen einige Hinweise auf homöopathische Mittel, die Sie aber nicht auf eigene Faust kaufen oder einnehmen sollten, sondern nur in Zusammenarbeit mit einem homöopathisch orientierten Arzt oder Heilpraktiker, da nur ein Fachmann anhand der Symptome das richtige Mittel, die richtige Verdünnung und die richtige Dosierung herausfinden kann.

Und das ist wichtig, denn in konzentrierter, unverdünnter Form sind viele dieser Mittel hochgiftig.

Übersicht homöopathischer Medikamente zur Vorbeugung und Therapie von Infektionskrankheiten:

Aconitum (Eisenhut): homöopathisch verdünntes, das heißt unschädliches Präparat aus der Giftpflanze Eisenhut. Bei Grippe mit Fieber anzuwenden.

Ammoniumbromid (Ammonium bromatum): wird bei Reizung der Schleimhäute der oberen Luftwege verabreicht.

Ammonium carbonicum (Ammoniumkarbonat, Hirschhornsalz): bei Erkrankungen der Schleimhäute der oberen Luftwege, Rachenverschleimung, Stockschnupfen, entzündetem Hals.

Antinomium sulfuratum aurantiacum (Goldschwefel): bei chronischer Bronchitis zur Lösung von zähem Schleim.

Belladonna (Tollkirsche): bei Fieberzuständen.

Bryonia (Zaunrübe, Teufelsrübe): bei Reizhusten, bitterer belegter Zunge.

Camphora (Rechts-Kampfer): bei Nasenentzündung mit verstopfter Nase.

Echinacea (Kegelblume): wichtiges Mittel zur Stärkung der Abwehr gegen bakterielle Erreger.

Eukalyptus: bei Grippe, Schnupfen, Erkrankungen der Schleimhäute der oberen Luftwege, enthält ätherische Öle und Flavone.

Eupatorium perfoliatum (Wasserhanf): eines der am häufigsten verabreichten homöopathischen Grippemitteln bei Fieber und typischen Grippeerscheinungen, wie Schweregefühl in Knochen und Gelenken.

Euphorbium (Wolfsmilch): bei Nasenkatarrhen, Bronchialkatarrhen – nur in homöopathischer Verdünnung, sonst giftig.

Gelsemium (Falscher Jasmin): gegen Fieber und allgemeine Grippesymptome.

Mercurius solubilis (Metallische Mischung): wirksam bei Hals- und Mundschleimhautentzündungen, Nasen- und Nasennebenhöhlenentzündungen.

Myristica sebifera: Saft eines brasilianischen Baumes. Ist stark entzündungshemmend, beseitigt auch Eiter (»Homöopathisches Messer« genannt).

Rumex (Krauser Ampfer): wirkt auf alle hartnäckigen Erkrankungen der oberen Luftwege, auf Husten und Schnupfen.

Senegawurzel: wirkt auf die Schleimhäute der oberen Luftwege, besonders der Bronchien.

Natürlich gibt es in der Apotheke auch eine Reihe fertiger homöopathischer Mischpräparate (sogenannte Komplexmittel) zu kaufen. Wenn diese Mittel auch nicht die Wirkung einer für den jeweiligen Patienten speziell zusammengestellten Arzneimischung haben können, so sind sie dennoch jedem chemischen »Grippe«-Mittel vorzuziehen.

Stutenmilch – ein altes Hausmittel neu entdeckt

Stutenmilch ist als Hausmittel schon seit dem Altertum bekannt, wenn auch zeitweise in Vergessenheit geraten. Ihre Wirkungsweise im einzelnen ist noch nicht vollständig erforscht, die Erfahrung von mehreren tausend Jahren gibt jedoch denjenigen Recht, die die Stutenmilch als Heilmittel empfehlen. Daß dies kein Aberglaube ist, zeigt uns auch das Beispiel der Sowjetunion. In diesem so wissenschaftsgläubigen Land gibt es eine ganze Reihe von Sanatorien, die Stutenmilchkuren anbieten und dort bei verschiedenen Krankheitsbildern mehr Erfolg haben als mit teuren, chemisch hergestellten Arzneimitteln.

Die Stutenmilch ist, und damit erklärt sich vielleicht schon ihre Heilwirkung, diejenige Säugetiermilch, die der menschlichen Muttermilch in ihrer Zusammensetzung am ähnlichsten ist. Sie enthält einen hohen Anteil an wichtigen Aminosäuren und Fettsäuren, an bakterientötenden Stoffen sowie viele Mineralstoffe und Vitamine. Dadurch wird für die Gesunderhaltung des Säuglings Wichtiges geleistet.

Stutenmilch hat eine nachweisbare positive Wirkung auf die Magen- und Darmschleimhäute des Menschen, sie hält die Darmflora in Ordnung, wirkt bei Erkrankungen der Leber- und Bauchspeicheldrüse, beugt Herzschäden vor, wirkt verjüngend und stärkt die Infektionsabwehr.

Stutenmilch sollte immer frisch genossen werden. Da dies heute nicht mehr so leicht möglich ist, wenn man keinen Pferdezuchtbetrieb in der Nähe hat, kann man sie auch tiefgefroren erwerben. Man sollte sie jeweils erst kurz vor dem Trinken auftauen. Im Geschmack ähnelt sie etwa der Kokosmilch.

Durch regelmäßiges Trinken von Stutenmilch wird der Körper mit fast allen wichtigen Mineralstoffen und Vitaminen versorgt. Möglich ist es aber auch, sich einmal im Jahr einer Kurbehandlung mit Stutenmilch zu unterziehen, indem man 2–3 Wochen täglich ½ Liter davon genießt. Es sollte daneben auf gesunde und vollwertige Ernährung geachtet werden. Ebenso sollte man sich den Alltagsstreß vom Leibe halten, damit die Kur den höchstmöglichen Erfolg haben kann.

Leichter ist es, wenn man sich einer Kur in einem der Sanatorien unterzieht, die sich auf die Behandlung mit Stutenmilch spezialisiert haben. Solchen Sanatorien ist meistens eine Pferdezucht angeschlossen, so daß frische Stutenmilch zur Verfügung steht. Dort wird den Patienten die Stutenmilch mit vollwertiger Ernährung verabreicht, es werden Bäder verordnet, denen Stutenmilch zugesetzt ist, und daneben wird die nötige Ruhe und Entspannung vermittelt.

Ginseng, die »Wunderwurzel aus dem Fernen Osten«

Seit einigen Jahren schon können Sie in vielen Zeitschriften und auf Plakaten Werbung für die Ginseng-Wurzel finden, in denen diese Wurzel mit der Form eines kleinen Menschleins als Mittel gegen vorzeitiges Altern und als Allheilmittel gepriesen wird.
Daraus läßt sich schon erkennen, daß um dieses Produkt ein heftiger Konkurrenzkampf zwischen verschiedenen Firmen entbrannt ist und der Käufer wachsam sein muß, um immer die echten Ginsengwurzeln zu erhalten.
Die beste Heilwirkung hat die Panax-Ginseng-Wurzel, die in China, in den südöstlichen Teilen der Sowjetunion und vor allem in Korea kultiviert wird. Dennoch muß man sehen, daß auf dem Markt mehr Ginseng-Erzeugnisse angeboten werden als vermutlich jemals angebaut worden sind, so daß auch Vermischungen mit Abarten der Panax-Ginseng-Wurzeln nicht auszuschließen sind. Sie sollten die Wurzeln in Apotheken und Reformhäusern beziehen, nicht bei unbekannten Versandgeschäften oder gar bei Haustürvertretern.
Die Ginseng-Wurzel wurde im Fernen Osten seit Urzeiten als eine Art Zaubermittel eingesetzt, wozu vielleicht die menschenähnliche Form der Wurzel auch einen Teil beigetragen hat. Ihre Heilkräfte wurden schon im alten China entdeckt, und viele chinesische Kaiser und Mandarine haben sie für sich reservieren lassen.
Die Wurzeln sind zunächst weiß, werden aber bei der Aufbereitung unter Hitze rot gefärbt. Noch sind nicht alle Wirkstoffe restlich erforscht, doch sind auf jeden Fall Saponine, verschiedene Spurenelemente und Vitamin B enthalten.

Ihre Hauptwirksamkeit liegt in der Steigerung der allgemeinen Abwehrkräfte. Sie besiegt Leistungsschwäche, Müdigkeit und wirkt gegen vorzeitige Alterungsprozesse. Bei all den Heilerfolgen sollte man jedoch auch hier festhalten, daß die Ginseng-Wurzel ebenso wie alle anderen pflanzlichen Mittel keine Wunderkraft besitzt und Beschwerden nicht wegzaubern kann.

Propolis – Bienenkittharz für die Abwehr

Das griechische Wort »Propolis« bedeutet Vorstadt bzw. Vorburg. Gemeint ist damit, daß mit diesem Stoff die Bienen ihren Stock, ihre »Bienenstadt«, nach außen hin abdichten. Es handelt sich um eine wachsähnliche Substanz, mit der die Eingänge des Bienenstocks wie mit einem Kitt verschlossen werden. Gebildet wird diese Substanz von den Bienen aus dem gesammelten Harz von Bäumen.
Nun handelt es sich bei dem Stoff nicht einfach um ein Abdichtmittel, sondern die Propolismasse hat eine stark bakterientötende Wirkung, so daß das äußerst empfindliche Bienenvolk dadurch vor dem Eindringen von Bakterien geschützt wird. In der Tat hat man festgestellt, daß auf Bienen weder krankmachende Bakterien noch Viren leben, womit sie eine Sonderstellung unter den Insekten, ja sogar im Tierreich, einnehmen.
Die bakterientötende Wirkung der Propolis ist den Imkern seit langem bekannt. In den letzten Jahren haben Naturheilkundler sich nun daran gemacht, dieses Wissen und diesen Stoff auch uns allen zukommen zu lassen. Es ist gelungen, die bakterientötenden und Infektionen vorbeugenden Wirkstoffe der Propolis zu entnehmen und in Form von Tropfen und Kapseln anzubieten. Diese sind im Fachhandel, in Apotheken, Drogerien und Reformhäusern erhältlich.
So nimmt man zur Vorbeugung von Infektionskrankheiten fünfmal täglich je 10 Tropfen, gibt sie auf ein Stück Brot und kaut dies langsam. Auf diese Weise werden die Tropfen am besten von den Schleimhäuten aufgenommen und weitergeleitet. Mit der Propolis steht uns also ein wirksames und leicht einzunehmendes Vorbeugungsmittel gegen alle Arten von Infektionskrankheiten zur Verfügung.

Blütenpollen – Kraftpakete der Natur

Unter Blütenpollen verstehen wir die männlichen Samen der Blütenpflanzen. Sie enthalten in konzentrierter Form nahezu alles, was ein Mensch braucht, um gesund zu bleiben. Vitamine, Mineralstoffe, Spurenelemente, Aminosäuren, Eiweiß, Enzyme. So findet sich in 100 g Blütenpollen etwa der zehnfache Tagesbedarf des Menschen an Vitamin A. Auch die B-Vitamine und Vitamin C sind in großer Menge enthalten. So ist es kein Wunder, daß man die Blütenpollen die »Kraftpakete der Natur« genannt hat.
Sie wirken ausgleichend bei jeder Art von Nährstoffmangel, beugen Alterserscheinungen vor, stärken die Abwehrkräfte des Körpers und helfen bei der Infektionsabwehr. Letzteres wird unterstützt durch eine Reihe von darin enthaltenen antibiotischen Substanzen.
Besonders möchte ich Ihnen eine Frühjahrskur mit Blütenpollen empfehlen. Es gibt eine Reihe von Pollenpräparaten in Apotheken und Reformhäusern zu kaufen. Bei den Frühjahrskuren sollten Sie bis zu 5 Teelöffel der Pollen täglich mit Joghurt oder Flüssigkeiten einnehmen.

Honig – die süße Medizin

Bleiben wir ein wenig im Reich der Bienen. Während Propolis und Blütenpollen als Heilmittel bislang in größeren Kreisen wenig bekannt waren, ist der Honig von alters her ein weit verbreitetes Genuß- und Heilmittel.
Honig besteht aus dem Nektar der verschiedenen Blüten. Diese werden im Körper der Bienen weiterverarbeitet und dann in den Zellen des Bienenstocks abgelagert. Honig enthält Frucht- und Traubenzucker (daher seine Süße), Duft- und Schleimstoffe der Blüten, ätherische Öle, Mineralstoffe, Spurenelemente, Vitamine und Wasser.
Auch die Verwandten der Bienen, die Wespen, Hummeln und Hornissen, bilden Honig, doch tun sie uns nicht den Gefallen, ihn wie die Bienen zu sammeln und bereitzulegen.
Es ist kaum vorstellbar, welche Arbeitsleistung die Bienen vollbringen, um Honig zu erzeugen, den wir ihnen dann wegnehmen.

4 000–5 000 Bienen müssen einen ganzen Sommer über Nektar sammeln, damit 1 Kilogramm Honig erzeugt wird. Je nach dem hauptsächlichen Standort, an dem die Bienen ihren Nektar sammeln, unterscheidet man zwischen Wald- und Wiesenhonig, Rapshonig usw. Es gibt jedoch qualitativ keinen großen Unterschied zwischen den einzelnen Honigarten. Wichtig ist jedoch, wie der Honig weiterverarbeitet wird.

Am gesündesten ist fraglos der kalt geschleuderte Honig, der keine Zusätze enthält. Er ist in der Regel kristallisiert, das heißt körnig, nicht flüssig. Will man ihn flüssig, so muß man ihn ganz vorsichtig auf etwa 40° C im Wasserbad erwärmen, denn bei 45° C verliert er bereits viele seiner Wirkstoffe, die Vitamine werden zerstört, die ätherischen Öle verfliegen in der Luft.

Erhitzter Honig ist nahezu wertlos im Vergleich zum nicht erhitzten Honig. Insofern ist Honig, den man zum Backen verwendet, zwar immer noch weniger schädlich als Industriezucker, eine besondere Heilwirkung kommt ihm jedoch nicht mehr zu. Will man einen Tee mit Honig süßen, sollte man ihn immer erst abkühlen lassen und erst dann den Honig hinzugeben.

Man sollte auch darauf achten, daß der Honig voll »ausgereift« ist. Wird er vorzeitig gewonnen, wie es bei den billigen Honigsorten oft der Fall ist, so enthält er weniger Wirkstoffe, aber mehr Wasser und wird dadurch schwerer. Solch ein »verdünnter« Honig ist zwar preiswerter, hat aber weniger gesundheitsfördernde Stoffe und verdirbt leichter. Auch kann unreifer Honig leicht Magenbeschwerden und Sodbrennen hervorrufen, da er nur »süß«, nicht aber schleimhautschonend ist.

Man sollte den Honig in verschlossenen Gläsern kühl und trocken aufbewahren. Reiner Honig hält sich so über mehrere Jahre infolge seiner bakterientötenden Wirkstoffe.

Durch diese bakterien- und virentötenden Eigenschaften und durch seine wertvollen Inhaltsstoffe ist die vielfältige Heilwirkung des Honigs zu erklären. Vor allem aber ist er das ideale Mittel zur Erhöhung der Widerstandskräfte des Körpers. Sie sollten täglich mindestens 1 Löffel reinen Bienenhonigs, am besten morgens, zu sich nehmen, dann kann sich das Sprichwort, daß ein Bienenstock zehn Ärzte vertreibe, bewahrheiten.

Möglich ist auch eine Honigkur, bei der Sie 10 Wochen lang jeweils vor den Mahlzeiten ½ Tasse Tee mit Kamille- und Schafgarbe trinken. Diesem Tee geben Sie in der 1. Woche ½ Teelöffel Honig, in der 2. Woche 1 Teelöffel Honig zu. Jede Woche steigern Sie den Honiganteil um ½ Teelöffel. Nach der 6. Woche reduzieren Sie wiederum den Honiganteil um ½ Teelöffel. Der Tee soll dabei natürlich nicht über 45° C heiß sein. Am besten, Sie bereiten am Morgen schon die Teemenge für den ganzen Tag vor. Solch eine Honigkur kann nach 3 Wochen wiederholt werden, bis sich eine deutliche Besserung im Allgemeinbefinden zeigt. Während der Kur sollten Giftstoffe aller Art, auch Kaffee und Alkohol, vermieden werden. Den Fleischgenuß sollte man reduzieren.

Honigrezepte gegen Entzündungen und Infektionen

Bei Entzündungen der Bronchien sollte man Holundertee, Huflattichtee, Schafgarbentee usw. mit viel Honig trinken, wobei der Honig erst dem schon abgekühlten Tee beigegeben wird.
Als Frühjahrstee kann man frische Holundertriebe und Brennesseln überbrühen und diesem abgekühlten Tee Honig beigeben.
Zur Vorbeugung von Erkältungen oder bei den ersten Anzeichen einer Infektion sollten ein warmes Vollbad genommen und dann ein Holunderblüten- oder Lindenblütentee getrunken werden, bis man zu schwitzen anfängt. Danach ist zu empfehlen, sich in ein gut vorgewärmtes Bett zu legen und dort einen vorgewärmten Trank aus 3 ausgepreßten Zitronen und 2 Eßlöffeln Honig zu sich nehmen.
Bei Halsentzündungen wird empfohlen, Leinsamen mit Honig zu vermengen und als Umschlag um den Hals zu wickeln. Auch Gurgeln mit lauwarmen Honigwasser ist sehr wirksam.
Ein altbewährtes Mittel gegen Infektionen ist es, Zwiebeln aufzukochen und etwa ⅓ Honig hinzuzugeben. Von dieser Zwiebel-Honig-Mischung alle halbe Stunde 1 Teelöffel einnehmen.

Organkapseln aus der Apotheke

Naturheilkundliche Ärzte haben seit langem die Idee verfolgt, Organe, die die Abwehrkräfte des Körpers steigern können, Tieren zu entnehmen und dem menschlichen Körper zuzuführen und so nutzbar zu machen. So gibt es z. B. Leber-, Milz- und Thymuskapseln.

Milzkapseln

Mit den Milzkapseln soll die normale Wirkungsweise der Milz gefördert werden. Ihre Aufgaben im menschlichen Körper besteht darin, die Infektabwehr und die Regelung des Immunsystems zu steigern. Fällt die Milz infolge Erkrankung oder Operation aus, so können andere Organe ihre Aufgaben als Filter übernehmen. Die Milz bildet aber auch Antikörper und Lymphozyten, speichert Eisen und hilft, die Sauerstoffausnutzung zu verbessern.

Da auch bei gesunden Menschen die Aktivitäten der Milz mit zunehmendem Alter sinkt, liegt es nahe, dem Körper Milzextrakt zuzuführen, um die hormonelle Regulation zu erhöhen und die Sauerstoffzufuhr zu fördern. Mit diesem Milzextrakt gelingt es außerdem auch, die Infektabwehr zu verbessern und die Funktion des Immunsystems zu steigern.

Wichtig – das gilt natürlich für alle Organkapseln – ist, daß sich diese Kapseln erst im Dünndarm und nicht schon im Magen auflösen. Im Magen würden ihre Wirkstoffe durch die Magensäure zerstört werden, im Dünndarm jedoch können ihre Wirkstoffe ungehindert aufgenommen und an den Körper abgegeben werden. Ähnlich wie bei der Zelltherapie mit Spritzen unterstützt der eingenommene Extrakt dann die Funktion des betreffenden Organs, regeneriert es und führt schließlich zur Stärkung des gesamten Organismus.

Der Milzextrakt hat sich nicht nur zur Verbesserung der Abwehrkräfte hervorragend bewährt, sondern auch bei den so häufig vorkommenden Wechseljahrsbeschwerden der Frau. Grund dafür ist, daß der Milzextrakt auch auf den hormonellen Bereich regulierend einwirkt und gerade im weiblichen Organismus fähig ist, die Störungen der Wechseljahre zu beheben.

Leberkapseln

Gerade in der heutigen Zeit ist die Leber ein sehr stark belastetes Organ. Genußgifte wie Alkohol und Zucker, eine Vielzahl von Umweltgiften, die wir mit der Nahrung aufnehmen und letztlich auch die in vielen chemischen Medikamenten enthaltenen Giftstoffe machen unserem Körper sehr zu schaffen. Damit wir alle diese Vergiftungen gesund überstehen können, ist die Hauptaufgabe der Leber das »Großreinemachen«.
Ein von Giftstoffen geschwächter Organismus ist natürlich nicht mehr in der Lage, eine gesunde körpereigene Abwehrkraft zu bilden oder stabil zu halten. Somit ist es klar, daß die Aufgabe der Leber gerade auch für unsere Immunabwehr sehr wichtig ist. Ohne eine funktionsfähige Leber würden wir bald kapitulieren und an den Giften in unserem Körper sterben.
Leberkapseln tragen also ganz wesentlich dazu bei, die körpereigenen Abwehrkräfte stabil zu halten und uns vor Erkältungen und Infektionen zu schützen. Natürlich gilt dies alles nicht nur für Leber- und Milzkapseln. Auch Herzkapseln sind ebenso wichtig. Auch diese sind in der Apotheke erhältlich. Es gibt allerdings auch Kombinationspräparate, in denen sowohl Herz, Leber und Milz gleichzeitig enthalten sind.

Thymuskapseln

Einen ganz besonderen Platz unter den Organkapseln verdienen allerdings die Thymuspräparate. Die Thymusdrüse ist eines der wichtigsten Produktionszentren für unsere Abwehrkräfte. Ich will hier nicht im einzelnen auf die Wirkung der Thymusdrüse eingehen, denn darüber können Sie im nächsten Kapitel – vielleicht dem wichtigsten in diesem Buch – alles Weitere nachlesen. Was dort über Thymus-Extrakt-Spritzen gesagt wird, gilt natürlich auch für Thymus-Extrakt-Kapseln. Allerdings – das dürfte wohl jedem klar sein – können Kapseln oder Thymusdragees niemals dieselbe Wirkung erreichen wie ein hochkonzentriertes Ampullen-Präparat, das als Spritze verabreicht wird.

Die Super-Kombinations-Kur – so hilft Ihnen der Heilpraktiker

Wenn Sie dieses Buch bisher aufmerksam durchgelesen haben, haben Sie eine Menge gelernt, um künftig vor Infektionen und Erkältungskrankheiten geschützt zu sein. Nachdem ich Ihnen nun die wichtigsten Geheimnisse verraten habe, wie Sie künftig ohne Erkältungen und Infektionen auskommen und Ihre Abwehr verstärken können, werden Sie sicher kaum noch krank werden. Denn was für Erkältungen und Infektionen gilt, gilt natürlich auch für viele Arten von Entzündungen, für rheumatische Erkrankungen und in gewisser Weise auch für Krebs.
Schlechte Karten für Ärzte und Heilpraktiker, die ja schließlich von den kranken Patienten leben und nicht von den gesunden.
Arbeitslos werden wir deshalb aber nicht, denn es gibt immer wieder abwehrschwächende Krisenzeiten, die selbst den stärksten Eskimo vom Schlitten hauen. Natürlich gibt es auch noch genug unbelehrbare »Pappenheimer«, denen jede Mühe in den häuslichen vier Wänden zuviel ist, sofern es sich um die Vorbeugung von Krankheiten und um eine gesunde Lebensweise handelt. Den entschuldigenden Satz »Für so etwas habe ich keine Zeit« muß ich immer wieder in meiner Praxis hören. Keiner der sogenannten »Zeitgeplagten« macht sich klar, daß er irgendwann Zeit haben muß, wenn er nämlich wegen mangelnder Gesundheitsvorsorge schließlich krank in einer Klinik landet. Und dann sind es nicht nur ein paar Minuten pro Tag, sondern der Aufenthalt dauert in der Regel mehrere Wochen oder gar Monate. Für all diese Eiligen und Unbelehrbaren habe ich aber jetzt noch einen rettenden Strohhalm parat, mein persönliches Geheimrezept, das Sie allerdings nicht allein ausprobieren können. Hierzu brauchen Sie doch schon meine Unterstützung – oder die eines sachkundigen Kollegen.
Auch für meinen Geheimtip gilt allerdings, daß Vorbeugen besser als Heilen ist. Also sollten Sie auch hier diese Spezialkur nicht erst anwenden, wenn es bereits zu spät ist, sondern schon rechtzeitig zur Vorbeugung benutzen. Vorteil dieser Kur ist es, daß Sie sie im Normalfall nur einmal im Jahr durchzuführen brauchen, um einen wirk-

samen Abwehrschutz aufzubauen. Als besonders wirkungsvoll hat es sich erwiesen, diese Kur in den Spätsommer zu verlegen, damit Ihre Abwehrkräfte gerade in der infektionsträchtigen Herbst- und Winterzeit optimal in Form sind.
Woraus besteht nun diese geheimnisvolle Kur, werden Sie wissen wollen. Nun, wie so oft, ist auch hier eigentlich nichts geheimnisvoll an dem Geheimnis. Die Kur macht sich zunutze, daß wir 3 hochwirksame Methoden haben, um die Abwehrkräfte des menschlichen Organismus zu stärken. Das Geheimnis besteht darin, diese 3 Methoden vernünftig zu einer Kur zu kombinieren, damit sich ihre speziellen Wirkungsmechanismen zum Vorteil unserer Gesundheit nicht nur addieren, sondern sogar potenzieren.
Basis dieser bewährten Kombinationstherapie ist eine Kur mit **Thymusextrakt-Injektionen nach Prof. Sandberg.**
Von Thymusextrakt werden Sie vielleicht schon gehört haben. Die Thymuskur war schon vielfach im Gespräch zur Behandlung von rheumatischen Erkrankungen (in meinem Buch »Rheuma – Naturheilverfahren besiegen die Volkskrankheit Nr. 1«, Autis-Verlag, habe ich mich ausführlich damit beschäftigt), Krebs und sogar bei Aids.
Während ich die guten Erfahrungen bei Rheuma und Krebs durchaus bestätigen kann, liegen mir allerdings für eine Wirkung bei Aids noch keinerlei gesicherte Erfolgsmeldungen vor. Obwohl in den Medien schon häufig und ausführlich über Thymusextrakte berichtet wurde, gibt es doch erstaunlich viele Menschen, die nichts oder nur wenig über diese Therapie wissen und nicht einmal die Thymusdrüse kennen.
Vielleicht haben Sie schon einmal Kalbsbries gegessen, eine bei uns selten gewordene, in Frankreich sehr geschätzte Delikatesse. Dieses »Bries« ist nichts weiter als die Thymusdrüse des Kalbs. Solch eine Drüse befindet sich auch im Körper des Menschen und hat äußerst wichtige Aufgaben, die allgemein leider viel zu wenig bekannt sind. Die Thymusdrüse besteht aus vielen Läppchen, die eine gewisse Ähnlichkeit mit Bienenwaben haben. Diese Läppchen sind vollgepackt mit den sogenannten Lymphozyten, einer Sorte von weißen Blutkörperchen, die am körpereigenen Abwehrsystem maßgeblich beteiligt sind.

Bis vor einiger Zeit war lediglich bekannt, daß die Thymusdrüse für das Wachstum des Menschen mitverantwortlich ist. Vor einigen Jahren fanden Mediziner aber heraus, daß die Thymusdrüse – oder kurz »Thymus« genannt – neben den Wachstumshormonen auch noch viele andere Hormone herstellt.
Schon vor gut 30 Jahren stellte der schwedische Arzt Dr. Ilis Sandberg fest, daß es möglich ist, durch das Injizieren von Thymusextrakt (THX) bei einem abwehrgeschwächten Patienten die Widerstandskräfte wieder neu zu beleben und dadurch auch Krankheiten zu heilen. Dr. Sandberg gilt seitdem als der »Vater« der Thymustherapie. Er entdeckte, daß eine Injektionskur mit Thymusextrakten sehr heilsam bei allen Arten von Infektionen ist, aber auch bei chronischen Entzündungen, bei rheumatischen Erkrankungen und bei einer ganzen Reihe von allergisch bedingten Leiden, wie Asthma oder Hautekzeme.
Man weiß aber nun schon lange, daß sich die Thymusdrüse beim heranwachsenden Menschen allmählich verkleinert. Dies hat natürlich zur Folge, daß von der Thymusdrüse immer weniger Wirkstoffe abgegeben werden können. Allmählich wurde klar, daß darin auch ein Zusammenhang mit dem Nachlassen der körpereigenen Abwehrkräfte bei zunehmendem Alter der Patienten zu suchen war.
Vor wenigen Jahren nun gelang es in Amerika, den eigentlichen abwehrsteigernden Wirkstoff aus der Thymusdrüse zu isolieren: das Hormon *Thymusin*.
Man erkannte, daß dieses Thymusdrüsen-Hormon die Kommandozentrale unseres Abwehrsystems darstellt. Auf Befehl von Thymusin werden nämlich die T-Lymphozyten, die angriffslustigsten Soldaten unserer Abwehr, gebildet. Die T-Lymphozyten gehören zu einer ganz bestimmten Gruppe von weißen Blutkörperchen. Sie bekämpfen alle Arten von feindlichen Eindringlingen im menschlichen Organismus, egal ob es Viren, Bakterien Pilze oder Krebszellen sind.
In der Thymusdrüse »lernen« nämlich diese speziellen weißen Blutkörperchen, wer die Feinde unseres Körpers sind. Sie können »gute« von »bösen« Bakterien und körpereigene Zellen von körperfremden Eindringlingen unterscheiden.
Wenn sie derart programmiert worden sind, verlassen die Lymphozyten die Thymusdrüse wieder und werden zu »Wanderlehrern«. Be-

gegnen sie einem anderen Lymphozyt, so geben sie diesem ihre Kenntnisse weiter. Die Lymphozyten, die sich sofort vermehren, wenn Fremdkörperchen in den Organismus eindringen, bilden nun, wenn sie einen Eindringling erkannt haben, spezielle Antikörper, die den Eindringling angreifen und vernichten.
Wenn die Lymphozyten aber nicht vorab die Informationen von der Thymusdrüse erhalten hätten, wäre es ihnen nicht möglich gewesen, den Gegner zu identifizieren und auszuschalten. Die Folge ist also klar: Wenn die Thymusdrüse nicht richtig funktioniert und sie neu auftretende Erreger dadurch nicht mehr richtig erkennen und bekämpfen kann, wird das Abwehrsystem geschwächt und wir werden krank.
Heute ist es bewiesen, was Dr. Sandberg vor 30 Jahren nur vermuten konnte. Auch seine Folgerung aus dieser Erkenntnis war richtig. Spritzt man nämlich einem kranken Menschen den frischen Thymusextrakt absolut gesunder Kälber ein, so ist es möglich, damit eine schwache Thymusdrüse wieder neu zu aktivieren und die Abwehrkraft des Menschen zu steigern. Weil wieder neue, normale und schlagkräftige Abwehrsoldaten gebildet werden und die Produktion der Abwehrkräfte damit beschleunigt wird, werden nicht nur bestehende Krankheiten schneller auskuriert, sondern es baut sich auch für die Zukunft ein gewisser Infektionsschutz auf.
Unverkennbar ist dabei auch der verjüngende Effekt vom Thymusextrakt. Weil nämlich durch das Zuführen von THX dem menschlichen Organismus das geboten wird, was ihm mit zunehmendem Alter und bei immer kleiner werdender Thymusdrüse nicht mehr ausreichend zur Verfügung steht – nämlich die Abwehrkräfte und damit auch die Vitalität der Körperzellen –, wird der Alterungsprozeß des Organismus wesentlich verlangsamt. Der Mensch fühlt sich wieder fit und vital!
Die Erfolge, die mit der Thymustherapie erzielt werden, sind dementsprechend immer wieder sehr beeindruckend. Es lohnt sich also, die Mühe auf sich zu nehmen, eine Kur mit normalerweise 20 Injektionen über sich ergehen zu lassen. Da je nach Lage des Falls zwischen 2 und 5 Injektionen pro Woche gemacht werden, dauert die Kur zwischen 4–10 Wochen. Aufgrund der guten Verträglichkeit des Thymusextraktes ist es allerdings nicht notwendig, sich für diese

Kur in einem Sanatorium einzuquartieren und teures Geld für den Aufenthalt zu zahlen. Die Kur kann bedenkenlos ambulant durchgeführt werden und ist damit auch für den kleineren Geldbutel erschwinglich.

Besonders wirkungsvoll ist es nun – und damit kommen wir zur zweiten Säule unserer Supertherapie – die Thymuskur zu kombinieren mit *Präparaten aus mesenchymalem Bindegewebe.*

Sie haben nun gesehen, wie wirkungsvoll eine Behandlung mit Thymusextrakt ist. Übersehen darf man dabei allerdings nicht, daß die Thymuskur eine Zeitlang braucht, bis sie voll zur Wirkung kommt. Das ist leicht verständlich, denn die Schulung der Abwehrsoldaten in der Thymusdrüse geht nicht von jetzt auf gleich, sondern sie nimmt Zeit in Anspruch. Zeit braucht es aber auch noch, bis diese geschulten Abwehrsoldaten auf ihrer Wanderung durch den Organismus weitere Lymphozyten zu T-Lymphozyten ausgebildet haben und diese letztendlich Antikörper gegen die Eindringlinge bilden können.

Was aber geschieht nun, wenn dieser Prozeß durch die ständig von außen auf den Körper einwirkenden Giftstoffe oder durch eine Vielzahl von angreifenden Bakterien und Viren nicht genügend schnell funktioniert, der Organismus aber sofortige Hilfe braucht?

Nun, in solchen Fällen gibt es eine weitere Instanz in unserem Körper, in der fertig ausgebildete und abwehrbereite Lymphozyten vorhanden sind.

Dies ist das sogenannte mesenchymale Bindegewebe, auch RES genannt. Wir finden dieses Gewebe an einer bestimmten Stelle der Nabelschnur des Fötus. In diesem Gewebe sind in großer Zahl kampfbereite Lymphozyten und andere Abwehrkräfte zum sofortigen Einsatz gespeichert. Bildlich ausgedrückt ist das RES also der Stützpunkt der körpereigenen Abwehrkräfte, aus dessen Kasernen die Abwehrsoldaten zum Kampf gegen die Krankheitserreger ausrücken können.

Diese mesenchymalen Zellen enthalten also fertig ausgebildete Antikörper, brauchen nicht mehr extra geschult zu werden, sondern lauern wie gut gedrillte Soldaten darauf, den Einsatzbefehl zum Kampf gegen alle Arten von Krankheitserregern, z. B. Viren und Bakterien, zu bekommen und den Feind sofort zu vernichten.

Im Mutterleib hat das Mesenchymgewebe den Zweck, den Fötus bereits über die Nabelschnur vor Krankheiten zu schützen und Eindringlinge abzutöten. Isoliert man diese mesenchymalen Zellen aber nun und spritzt sie einem menschlichen Organismus ein, so wirken sie schnell und effektiv, denn dem Körper werden damit fertig ausgebildete Abwehrzellen zugeführt.

Muß der Körper sich aber nun längere Zeit zur Wehr setzen, das heißt, dauert der Krieg gegen Bakterien und Viren länger an als die Schlagkraft der Soldaten des mesenchymalen Gewebes, verliert der Körper allmählich den Kampf und die Krankheit gewinnt. Diese Niederlage läßt sich aber verhindern! Dazu brauchen dem kranken Körper nur immer wieder neue Mesenchymalzellen eingespritzt zu werden. Auf diese Weise werden den geschwächten Abwehrkräften wieder neue vitale Abwehrsoldaten zugeteilt, und der Kampf kann gewonnen werden.

In schweren Fällen und bei chronischer Abwehrschwäche, also bei immer wieder auftretenden Infektionen und Entzündungen, reicht diese Therapie jedoch auf Dauer sicher nicht aus. Eine chronische Abwehrschwäche ist nämlich stets ein sicheres Zeichen dafür, daß der Körper ständig zu wenig Abwehrsoldaten für den Kampf gegen die Krankheiten parat hat. Hier ist es logischerweise nicht mehr sinnvoll, ausschließlich auf fremde Hilfe, also auf Injektionen mit mesenchymalen Zellen angewiesen zu sein.

In solchen Fällen kommt dann eben die Therapie mit Thymusextrakt zum Einsatz. Und jetzt wird Ihnen auch klar werden, worin die doppelte Wirkung dieser Supertherapie liegt.

Wie Sie ja nun schon wissen, werden in der Thymus-Drüse weiße Blutkörperchen zu speziellen Abwehrsoldaten ausgebildet. Während in der Thymusdrüse also noch der Ausbildungsprozeß abläuft, sind in den mesenchymalen Zellen bereits fertig ausgebildete Elitesoldaten versammelt.

Die Wirksamkeit einer kombinierten Therapie liegt damit auf der Hand! Injiziert man einem Kranken nämlich Thymusextrakt und Zellen des mesenchymalen Bindegewebes, so wird nicht nur die Thymusdrüse, also das Schulungszentrum der Abwehrsoldaten, neu ausgebaut und damit für Truppennachschub gesorgt, sondern mit den mesenchymalen Zellen werden auch gleichzeitig fertig ausgebildete Soldaten in den Kampf geschickt.

In den letzten Jahren hat sich nun tatsächlich gezeigt, daß die Erfolge dieser von mir durchgeführten kombinierten Therapie entsprechend groß sind. Sie sind so groß, daß nicht nur die bekannten Schlecht-Wetter-Krankheiten, wie Husten, Schnupfen, Heiserkeit und andere chronische Infektionen, schneller auskuriert werden können, sondern es ist mit dieser kombinierten Therapie eben auch möglich, diesen Erkrankungen wirksam vorzubeugen.
Eine rechtzeitig – zum Beispiel im Spätsommer – vorgenommene Behandlung mit 20 Thymusextrakt-Injektionen und 4–6 Spritzen mit mesenchymalem Bindegewebe bildet nicht nur einen wirksamen Infektionsschutz für die Schlecht-Wetter-Periode, sondern für das ganze Jahr.
Wie gesagt können damit aber auch schwerere Erkrankungen meist erfolgreich bekämpft werden bzw. es kann ihnen durch rechtzeitigen Einsatz wirksam vorgebeugt werden. Dazu gehören dann nicht nur Bläscheninfektionen (Herpes), Erkrankungen der Harnwege, Infektion von Lunge und Bronchien, Asthma und infektiöse Hauterkrankungen und vieles andere mehr, sondern auch bisher als unheilbar geltende Erkrankungen, wie z. B. Polyarthritis und andere rheumatische Krankheiten.
Selbst bei Krebserkrankungen konnte durch den zusätzlichen Einsatz von mesenchymalen Zell- und Thymusextrakt-Injektionen ein wesentlich besserer Heilungsverlauf beobachtet werden.
Wissenschaftliche Untersuchungen haben außerdem gezeigt, daß damit auch die Gefahr der Metastasenbildung merklich reduziert wurde und somit weiteren Krebserkrankungen vorgebeugt werden kann.
Die Behandlung mit Präparaten aus mesenchymalem Bindegewebe in der Kombination mit Thymusextrakt kann also gar nicht hoch genug gelobt werden.
Aber wie es manchmal so geht, weder ein Heilpraktiker noch ein Autor sind vor Überraschungen sicher. Während ich dieses Buch schreibe, überrascht mich der meiner Meinung nach völlig falsche Beschluß des Bundesgesundheitsamtes, die Zulassung für alle injizierbaren Zellpräparate bis zum 30. 6. 1988 vorerst einmal ruhen zu lassen. Das bedeutet nun, daß keine Zellpräparate mehr abgegeben werden dürfen.

Dieses Verbot bezieht sich in den meisten Bundesländern vorerst jedoch nur auf Trockenzellen und Gefrierzellen, also auf Zellpräparate, die als Arzneimittel vom Bundesgesundheitsamt einmal zugelassen worden waren und denen nun, wie geschehen, die Zulassung wieder entzogen werden kann.

Nicht betroffen sind dagegen Frischzell-Präparate, also Präparate, die der behandelnde Arzt oder Heilpraktiker kurz vor dem Spritzen einem gerade geschlachteten Tier entnimmt. Diese Präparate fallen nämlich nicht unter das Arzneimittelgesetz und können daher vom Bundesgesundheitsamt nicht verboten werden. Ein Verbot kann nur von den Bundesländern ausgesprochen werden, was z. B. in Baden-Württemberg und in Nordrhein-Westfalen der Fall war.

Anlaß für das Verbot des Bundesgesundheitsamtes waren ein Todesfall, der sich nach Injektionen von Trockenzell-Präparaten ereignet haben soll und ein weiterer Todesfall, der in einem Frischzell-Sanatorium nach Injektionen von Frischzellen aufgetreten war.

Nach Meldung dieser Zwischenfälle reagierte das Bundesgesundheitsamt mit einer Art »Rundumschlag« gegen die Zelltherapie. Das BGA begründete seine strikte Maßnahme mit den Behauptungen, daß die Zellpräparate erstens allergische Reaktionen auslösen können, zweitens für den Menschen krankheitserregende Erreger (Viren) enthalten können und drittens, daß ihre therapeutische Wirksamkeit nicht belegbar sei.

Diese Behauptungen sind um so überraschender, als gerade die nach dem Arzneimittelgesetz ehemals zugelassenen Gefrier- und Trockenzellen strengen Kontrollen unterworfen werden müssen, bevor sie ihre Zulassung erhalten. Und diese Kontrollen werden natürlich nicht nur einmal durchgeführt, sondern müssen bei jeder neuen Produktion absolviert werden. Der Sinn dieser Kontrollen ist es ja gerade, zu verhindern, daß die Zellpräparate allergieauslösende Substanzen enthalten, irgendwelche Viren oder für den Menschen schädlichen Bakterien übertragen oder sonst gefährlich sein könnten.

Das bedeutet, daß diese geprüften Zellen trotz ihres Eiweißgehalts nur noch ein ganz geringes Allergierisiko bergen. Die Nebenwirkungsrate ist bei diesen Präparaten wesentlich niedriger als bei den meisten anderen Arzneimitteln.

Die nach dem Arzneimittelgesetz vorgeschriebenen Kontrollen be-

ziehen sich aber nicht nur auf eine Allergiefreiheit, sondern natürlich auch auf mikrobiologische Untersuchungen auf Viren.
Die Behauptung, das es Viren geben könne, die nicht entdeckt werden könnten und die erst viel später im menschlichen Körper dann zu Schäden führen könnten (sogenannte Slow-Viren), ist bisher durch keine einzige Untersuchung belegt worden.
Erst wenn alle vorgeschriebenen Tests bestanden sind, wurden bisher die jeweiligen Zellpräparate als Arzneimittel freigegeben. Und das unterscheidet sie gewaltig von den Frischzellen, die in den Frischzell-Sanatorien verabreicht werden. Hier werden die Zellen sofort nach der Schlachtung des Spendertiers verarbeitet und dem Patienten eingespritzt. Dabei dürfen nicht mehr als 20–30 Minuten vergehen, da sonst das Gewebe anfängt sich zu zersetzen. Das bedeutet aber auch, daß es keine Möglichkeit mehr gibt, dieses Zellgewebe gründlich auf Viren oder allergieauslösende Substanzen zu untersuchen. Das Risiko bei diesen Präparaten ist also ungleich größer als bei den gesetzlich geprüften Gefrier- und Trockenzellen.
Mir scheint, daß der Bannstrahl des Gesetzes hier in die falsche Richtung ging.
Die dritte Behauptung des Bundesgesundheitsamtes, daß nämlich die Zellpräparate keine belegbare therapeutische Wirksamkeit haben, kann jederzeit widerlegt werden. Zwar fehlen wissenschaftliche Reihenstudien, aber zahlreiche Fallstudien, Erfahrungsberichte aus Kliniken und Praxen und die große Zahl erfolgreich behandelter Patienten, denen häufig durch konventionelle Therapieformen nicht mehr geholfen werden konnte, sprechen eine eindeutige Sprache. Sie belegen die Wirksamkeit der Zelltherapie.
Mir ist bekannt, daß sich mittlerweile zahllose Patienten beim Bundesgesundheitsamt in Berlin auch beim Bundesministerium in Bonn wegen des vorläufigen Verbots der Zelltherapie mit Gefrier- und Trockenzellen beschwert haben.
Dieser Ansturm seitens der betroffenen Patienten gegen den Beschluß des Bundesgesundheitsamtes sollte den offiziellen Stellen eigentlich deutlich machen, daß eine Therapie, die schon zigtausenden von Menschen eine durch nichts zu ersetzende Hilfe gebracht hat, nicht so einfach von der Palette der medizinischen Behandlungsmöglichkeiten weggewischt werden sollte.

Ich hoffe, daß sich die offiziellen Stellen unter dem Druck der betroffenen Öffentlichkeit bald eines Besseren besinnen und es im nächsten Jahr neben den Frischzellen auch wieder geprüfte und damit sichere Gefrier- und Trockenzellen geben wird.
Wie immer aber die Entscheidung auch ausgehen mag, für unseren speziellen Fall bei der Bekämpfung von Entzündungen und Infektionen ist sie nicht ganz so wichtig. Der Thymusextrakt ist nämlich – wie *alle* Organ-*Extrakte* – nicht von diesem vorläufigen Verbot der Zellpräparate betroffen. Organextrakte haben nichts mit der eigentlichen Zelltherapie gemeinsam. Sie enthalten – wie der Name schon sagt – keine kompletten Zellen, sondern nur völlig oder nahezu völlig *eiweißfreie*, aber hochwirksame Extrakte der betreffenden Organe. Sie sind nicht nur pyrogenfrei*, sondern speziell gereinigt und absolut steril.
Was die Zellen aus mesenchymalem Bindegewebe betrifft, so hat sich nach meinen Erfahrungen am besten das nun nicht mehr erhältliche Präparat »Resomill« hervorragend bewährt.
Doch glücklicherweise gibt es ähnliche Präparate, die nicht unter den Bannspruch des Bundesgesundheitsamtes fallen. Es handelt sich hier um Arzneimittel, die nur indirekt zur Zelltherapie gerechnet werden können, weil sie keine kompletten Zellen enthalten, sondern nur noch Zellinhaltsstoffe, also Zellbausteine bzw. biologische Makromoleküle.
Auch unter diesen Arzneimitteln findet der informierte Therapeut Präparate aus mesenchymalem Bindegewebe und Nabelschnur. Sie können – nach den jeweiligen Angaben des Herstellers – selbstverständlich ebenfalls zur Ergänzung der Thymusextrakt-Kur eingesetzt werden, um die beschriebene und gewünschte *sofortige* Steigerung der körpereigenen Abwehrkraft zu erreichen.
Unabhängig davon, welches Präparat aus mesenchymalem Bindegewebe man verwendet, habe ich in meiner über 12jährigen Praxistätigkeit die Erfahrung gemacht, daß die Wirkung aus Thymusextrakt und mesenchymalem Bindegewebe noch gesteigert werden kann durch den zusätzlichen Einsatz von **Eigenblutinjektionen**

---

* Pyrogen: bestimmter Eiweißstoff, der fiebererzeugende Wirkung hat.

Während die Thymusextrakt-Therapie und auch die Injektionen mit mesenchymalen Zellen oder Zellbausteinen nur für einen kurzen Zeitraum von etwa 4–10 Wochen zum Einsatz kommen, kann und sollte die Eigenblutbehandlung durchaus über Monate durchgeführt werden. Die Methode ist nicht neu, sehr einfach und sehr wirkungsvoll.

Hierbei wird dem Patienten Blut aus der Armvene entnommen und dann wieder in die Muskulatur – meist ins Gesäß – injiziert. Die Methode läßt mehrere Variationen zu, die die Wirkung mehr oder weniger stark unterstützen. So kann das Blut z. B. ohne Zusätze wieder in den Gesäßmuskel gespritzt werden, es kann aber auch mit anderen Mitteln, wie z. B. mit homöopathischen Präparaten, wie Ameisensäure, Bienengift oder auch Mineralien, angereichert werden.

Sinn dieser Therapie ist es, eine Umstimmung des Organismus zu erreichen. Wie geht das vor sich?

Das aus der Vene entnommene Blut wird, wenn man es wieder in den Gesäßmuskel zurückspritzt, allmählich von den Körperzellen des Patienten abgebaut. Weil es dabei in seine einzelnen Bestandteile zerlegt wird, werden Stoffe aktiviert, die den Organismus des Menschen veranlassen, neues Blut zu bilden. Außerdem wirken diese Stoffe, z. B. Eiweiße und Mineralien, Hormone und dergleichen, als sehr starke Reizkörper. Die Folge ist, daß im gesamten Organismus eine Reaktion abläuft, die den Zellstoffwechsel wesentlich verstärkt, das Blutbild verbessert und dazu führt, daß der Körper neue Kräfte sammelt und insgesamt mobiler und aktiver wird. Ein deutlicher »Verjüngungseffekt« des Organismus ist dabei eine erfreuliche Nebenerscheinung.

Die Hauptwirkung ist allerdings eine andere. Sie zeigt sich besonders bei allen chronischen Erkrankungen. Hier ist es dem Körper nämlich nicht mehr möglich, die Krankheitserreger zu identifizieren. Das bedeutet aber auch, daß der Organismus gegen diese Krankheitserreger keine Abwehrkräfte mehr bildet.

Injiziert man jetzt aber das Blut des Patienten direkt in das Muskelgewebe, so wird es dabei zersetzt und in seine Bestandteile zerlegt, das heißt also auch, daß die im Blut zirkulierenden Krankheitserreger wieder isoliert werden.

So kann das körpereigene Abwehrsystem plötzlich wieder registrieren, daß hier Krankheitserreger aufgetaucht sind. Jetzt – nämlich bei der Einspritzung des Blutes in das Muskelgewebe – haben diese Krankheitserreger ihre »Deckung« verloren, und die »Späher« des Körpers können sie als fremde und schädliche Eindringlinge wieder wahrnehmen und bekämpfen.
Verständlich, daß dabei Reaktionen auftreten. So kann es hierbei schon einmal zu einer »Erstverschlimmerung« der Beschwerden kommen, die dann meist mit Müdigkeit und Mattigkeit einhergehen. Bisweilen stellen sich sogar leichtes Fieber und Schüttelfrost ein. Diese »Erstverschlimmerung«, die häufig den Symptomen einer Grippe ähnelt, ist durchaus nicht als negativ zu betrachten, sondern beweist nur, daß der Körper nun auf die eingesetzten Reize reagiert. Danach setzt dann auch in fast allen Fällen eine deutliche Besserung und Leistungssteigerung ein.
Auch hier wird Ihnen nun klar sein, wie wichtig diese Säule im Rahmen der Super-Kombinations-Kur ist. Zum besseren Verständnis lassen Sie mich noch einmal das Programm von hinten aufrollen: Die Eigenblutbehandlung setzt sogar versteckte und unerkannt gebliebene Krankheitserreger aus dem Blut frei und macht sie damit durch das Abwehrsystem wieder angreifbar.
Die Zellen mit mesenchymalem Bindegewebe führen dann fertig ausgebildete, sofort einsatzbereite und schlagkräftige Abwehrsoldaten (Antikörper) in die Schlacht und bekämpfen die Krankheitserreger.
Die Thymusextrakt-Kur sorgt zusätzlich für neuen Nachschub, indem sie in der Thymusdrüse weitere Soldaten ausbildet und als fertige Elitetruppen gegen die Krankheitserreger in die Schlacht führt.
Natürlich habe ich alle Vorgänge hier vereinfacht dargestellt. Aber es war ja nicht meine Absicht, eine medizinische Abhandlung zu schreiben, sondern Ihnen als Laien zu erklären, wie diese »Super-Kombinations-Kur« wirkt und warum sie auch für Sie wichtig ist. Wenn Sie also sonst schon nicht viel für Ihre Gesundheit tun, weil Sie meinen, keine Zeit zu haben, sollten Sie sich zumindest diese »Super-Kur« einmal jährlich gönnen. Sie wird nicht nur Ihre Abwehrkräfte stärken und Ihnen helfen, ohne Erkältungen und Infektionen übers Jahr zu kommen, sondern sie wird auch Ihre Lebensgei-

ster wecken, Sie geistig und körperlich vitaler machen und Ihr Leistungsvermögen im beruflichen und privaten Leben enorm verbessern.

Zum Schluß aber noch ein letzter Tip: Bleiben wir bei unserem Beispiel mit den Abwehrsoldaten, die die feindlichen Angreifer besiegen sollen. Wie Sie wissen, braucht jeder Soldat auch eine gute Ernährung, damit er gekräftigt in den Kampf ziehen kann. Die Grundzüge einer solchen gesunden Ernährung habe ich Ihnen ja schon alle vorgestellt. Wenn Sie aber unter Zeitmangel leiden, möchte ich Ihnen ein einfaches Rezept für einen hochwirksamen Fitneß-Cocktail verraten, mit dem Sie die Kampfkraft ihrer Abwehrtruppen ganz wesentlich verbessern können.

Wichtig für Eilige ist, daß es durchaus reicht, diesen Cocktail nur einmal täglich oder sogar nur 2–3mal in der Woche zu genießen. Die Herstellung ist sehr einfach: Nehmen Sie Tomate, rote Beete, Gurke, Zwiebel, Knoblauch, Mohrrübe, Sellerie, Kohlrabi oder was Sie sonst noch an frischem Gemüse im Haus haben. Schneiden Sie davon etwas klein und geben Sie es in einen Mixer. Dazu kommen Leinsamen, Molkepulver – oder auch frische Molke – und etwas Sanddorn. Füllen Sie mit Buttermilch oder Joghurt auf. Mixen Sie dann alles gut durch und lassen Sie sich anschließend diesen Trank sofort in kleinen Schlucken gut munden. Natürlich können Sie auch andere Gemüsesorten wählen. Je abwechslungsreicher die Mischung, desto besser für Ihren Körper. Dieser Cocktail hat viele Vitalstoffe, hält die Adern frei, reinigt die Zellen, macht das Gehirn munter und stärkt die Abwehrkräfte.

Sie werden sehen, daß Sie mit diesem Cocktail und der Super-Kombinations-Kur gut über die meisten Krankheitshürden kommen.

In diesem Sinne also »wohl bekomm's«.

Sachregister